JN253209

がん重粒子線治療のナゾ

はじめに

2016年は、ジャパン・アズ・ナンバー1最後の遺産が、厚生労働省（厚労省）と医療界によってドブに捨てられた年として後世、記憶されることになるかもしれません。日本が世界を大きくリードしている、「がん重粒子線治療技術」が風前の灯になりそうです。しかも経緯が不可解です。

2015年1月20日付の日経新聞朝刊に「米がん患者に重粒子線　放医研、米大などと治験」という見出しの記事が掲載されました。記事によれば、テキサス大とカリフォルニア大が学内に重粒子線治療施設を建設するそうです。見出しに名前の出てくる「放医研」こと放射線医学総合研究所は、1994年に日本で初めて重粒子線治療を始めた「HIMAC」のある国立研究開発法人です。

この記事に書かれていることは、歴史的事件です。なぜならば、がんの重粒子線治療は今でこそ日本のお家芸のように扱われていますけれど、世界で最初に取り組んだのは実は米国のローレンス・バークレイ国立研究所なのです。1957年から92年まで35年間も取り組んだ揚げ句にギブアップして、それ以後は米国で重粒子線治療の研究が行われませんでした。つまりパイオニアの米国で重粒子線は「使えない」という判断が大勢を占めていたわけです。

放医研のHIMACで重粒子線による治療が始まったのは、米国での研究が打ち切られた後の94年です。当初は、米国でさえ失敗したのに成功するはずがないと、予算泥棒扱いでした。しかし、それから20年余り、手術できないがんなどに対して良好な治療成績を上げ続け、その実績を見て世界各地で重粒子線施設の建設が相次ぐようになりました。そしてついに、本家の米国勢が過去の判断ミスを認めて教えを乞いに来た、それが日経新聞記事に書かれていることです。

第二次安倍内閣が2013年6月に成長戦略の一環として策定した健康・医療戦略には、「重粒子線がん治療装置について、小型化・高度化に関わる研究開発や海外展開を視野に入れた研究開発を行う」と書き込まれています。

そう書くだけのことはあり、米国勢が放医研との共同研究から再参入を決めたという事実は、HIMACが上げてきた成果の素晴らしさと、現時点で世界をリードしていて売れる技術であることを示しています。大変喜ばしいことであると同時に、ここで浮かれていると、他の産業分野の多くが辿ったように、本気になった米国勢に再逆転されるということでもあります。

医療技術は、ハードだけでなく、それを使いこなすノウハウもセットになっていないと真価を発揮できません。さらなるノウハウ蓄積のためにも、兜の緒を締めて国内普及を進めなければならないはずの8月、8日付の毎日新聞朝刊に「粒子線治療　先進医療除外も」「一部がん　学会、優位性示せず」という見出しの記事が載りました。

この記事の意味することは後ほど詳しく説明しますが、簡単に言えば国内での普及に大きなブレーキがかかりそうだ、ということです。後から米国勢が追いかけてくるという肝心な時に、足踏みして待ってあげる形になります。

患者・国民にとって価値のない技術であれば仕方ないことです。しかし、有効性と安全性にケチをつけられる人は誰もおらず、がん患者にとって心強い頼みの綱です。ケチがついているのは費用の高さだけで、それも未来永劫高いままではありません。それなのに足踏みを余儀なくされそうなのは、理不尽です。厚労省と医療界の主流派たちにとって面白くない存在であることも少なからず影響していると考えられます。

歴史を振り返ると、HIMAC成功の陰には様々な幸運が連鎖していました。その幸運の果実を、ここでドブに捨てるのか、大事に継承するのか、今まさに分岐点に立っています。

重粒子線治療とは一体何なのか、どのような幸運が連鎖して現在に至っているのか、知っていただければ幸いです。
日本が元気だった時代、その知力と情熱の限りを注ぎこんで世界一の技術を造り育て上げてくれた先人たちに感謝し、本書を捧げます。

2015年10月　著者

がん重粒子線治療のナゾ　目次

第1章

重粒子線治療とは

1　重粒子線治療の実績

重粒子線治療は、がんの治療法の一種です。他の治療法では治らないがんが治ることもあるし、同じ治るにしても安全で早く治る、という点が特徴です。ただ、いきなりそう言われても、がんの治療がどのように行われるか分かっていないと意味不明と思うので、がんの知識の最低限を先に説明してしまいます。

がんとは

がん（悪性腫瘍）は、本人の細胞が、①無秩序に無制限に増殖する②浸潤、転移する、ようになったものを指します。②が見慣れない言葉だと思いますので説明しますと、「浸潤」はがんが発生した元々の臓器から外に浸み出すこと、「転移」はがん細胞が元の臓器から千切れて血管やリンパ管の中を移動し他の臓器に根付くことです。浸潤・転移する性質を持たない場合は「良性腫瘍」と言います。ただし、良性でも場所によっては命に関わりますし、後から悪性化することもあります。

人間の体には約60兆個の細胞があり、それらが生まれてから何度も代替わりを繰り返しているうちに、設計図である遺伝子に異常（コピーミスしたり読めなくなったり逆に過剰に読ませたりするような状態になる）が起き、発生します。遺伝子の異常自体はありふれた現象で、大抵は細胞自体がその遺伝子の異常のせいで死んでしまったり免疫に退治されたりして大事に至りません。しかし1個でも免疫をすり抜けて生き残ると、やがてがんとなって出現します。歳を取ると、異常が累積し、また免疫も弱ってくるので、がんの発症率が上がります。

どう治療するか

ここからは、手術や放射線では根治的治療のできない血液がん（がん細胞の位置が定まらないため）を除き、固形がんに絞って話を進めます。

がんは、細胞の分裂増殖を繰り返して大きくなり、自らの活動や増殖のために体から栄養を奪い取るようになります。その結果、患者は痩せ衰え体力を失います（悪液質と言います）。また、生存に必須な臓器の細胞と入れ替わったり圧迫して壊したりします。がんが命に関わるのは、主に以上2点の理由からです。

元々は異常な細胞1個からスタートしており、ある段階までは、一塊になっているので、それを丸ごと取り除くか殺すかしてしまえば根治できます。しかし浸潤・転移によって一塊でなくなると、細胞1個ずつは目に見えないくらい小さいため取り逃がす確率が高くなり、その取り逃した細胞（大抵は複数）が後年になって再び成長してきます。

取り逃がしを避けるためには、がん細胞が潜んでいるかもしれない範囲をできるだけ大きく取り除きたい一方で、取り除く範囲が大きければ大きいほど患者にとっては負担となります。部位によっては、取り除くことで生命が脅かされたり機能が損なわれたりもします。がん細胞の潜んでいそうな範囲を科学的根拠に基づいて見定め、患者の事情も考慮した上で取り除く範囲をどう選択するか、それを実際の治療でいかに正確に反映するか、治療チームの腕の見せ所です。

固形がんの広がっていく経路は、直接浸潤、血管経由、リンパ管経由の3通りがあり、一般的には、元々の臓器（原発巣）に留まる「限局」→近くのリンパ節への「転移」→近くの臓器への「浸潤」もしくは遠くのリンパ節への「転移」→遠くの臓器への「転移」という段階を踏むと考えられています。

限局や近くのリンパ節までの転移の場合は、基本的に丸ごと退治する根治的治療を狙えます。普通は切除手術が行われます。手術には、臓器を医師が実際に見たり触ったりすることで、がんを取り残さないよう工夫できるというメリットがあります。しかし、頭頸部などのように手術できないか向かない部位だったり患者が虚弱で手術に耐えられなかったりする場合には、放射線照射が選ばれます。手術だと、がん周辺までメスなどの器具が到達できるよう体を傷つける必要があって患者に負担となる一方、放射線なら切らずに済むからです。

近接臓器へ浸潤、あるいは遠くのリンパ節へ転移、よりも進行している場合、既に目に見えない無数のがん細胞が散らばっている可能性が高く、全部取り除くことは難しいと考えられるため、主には全身的治療の化学療法でがん細胞の増殖を抑えることが選ばれます。手術や放射線照射が行われることもありますが、根治を狙ってというよりは、当座の生命の危機や障害を取り除くという意味合いが強くなります。

重粒子線は国内に5施設

という所まで分かっていただいたら、いよいよ重粒子線（正確には炭素イオン線）治療の説明に入ります。2015年現在、先進医療（300万円程度を患者が自己負担して受けるもの。4章で改めて説明します）として当局のお墨付きがあるのは、「限局した固形がん」に対して使う場合です。つまり治療対象となるのは、かなり早い段階のがんということになります。その特徴を再度繰り返すと、他の治療法では治らないがんが治ることもある、同じ治るにしても安全で早く治る、です。間違っても、多発転移した末期がんの人が最期にすがるような類の治療ではないので、そこは勘違いしないよう、あらかじめお願いします。

重粒子線治療は、１９９４年６月に千葉県千葉市にある放射線医学総合研究所（放医研）のＨＩＭＡＣ（ハイマック）という施設で開始されました。他に、兵庫県立粒子線治療センターが２００１年から、群馬大学が２０１０年から、佐賀県にある九州国際重粒子線がん治療センターが２０１３年から治療を開始しており、２０１５年12月からは神奈川県立がんセンターで治療が始まります。他に大阪府立病院機構が民設民営で２０１７年の開設をめざして整備を進めている他、山形県、沖縄県でも構想が進んでい

国内にある重粒子線(炭素イオン線)治療施設

施設名	住所・連絡先	照射費用
HIMAC(ハイマック) 放射線医学総合研究所	〒263-8555 千葉県千葉市 稲毛区穴川 4-9-1 TEL:043-206-3306（代表）	314万円
兵庫県立粒子線 医療センター	〒679-5165 兵庫県たつの市 新宮町光都 1 丁目 2 番 1 号 TEL:0791-58-0100（代表）	288.3万円
群馬大学 重粒子線医学センター	〒371-8511 群馬県前橋市 昭和町三丁目 39-22 TEL:027-220-7111（代表）	314万円
SAGA HIMAT(サガハイマット) 九州国際重粒子線 がん治療センター	〒841-0071 佐賀県鳥栖市 原古賀町 415 番地 TEL:0942-81-1897	314万円
i-ROCK(アイロック) 神奈川県立がんセンター	〒241-8515 神奈川県横浜市 旭区中尾 1-1-2 TEL:045-391-5761	350万円 (県民は315万円)

ます。

治療実績という意味では、歴史の古いＨＩＭＡＣが他の施設を圧倒しているので、ここからはＨＩＭＡＣの成績を紹介していきます。

ＨＩＭＡＣでは２０１５年３月までに、のべ９０２１人の患者に照射治療が行われ、２０１２年度と２０１３年度には実施が年間８００人を超えました（図１）。

治療対象とする部位は、脳・頭蓋底、頭頸部、乳腺、肺、食道、肝臓、膵臓、大腸、前立腺、子宮、骨・軟部、眼、眼窩、腎臓と、頭のてっぺんから爪先まで全身の多岐にわたります。ただし対象部位に既に放射線照射を受けている場合は、副作用が出た場合に、どちらに原因があるか分からなくなるため、治療の対象とならな

図１：HIMACの登録患者数の推移

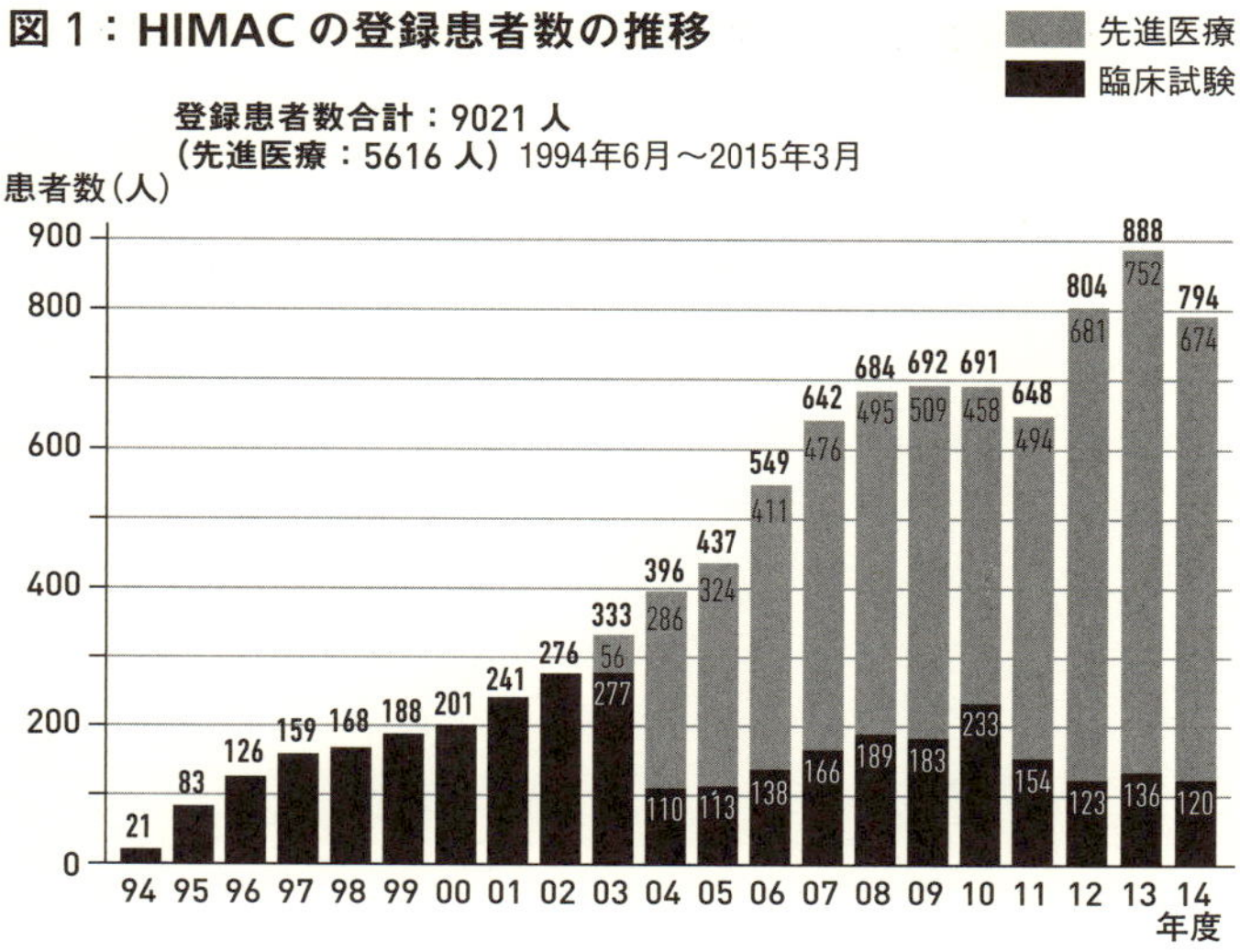

いことがあります。

様々な種類のがんで他の治療法と同等以上の成績を残してきていますが、特に重粒子線ならではというものについて、2014年12月に開かれたHIMAC20周年記念講演会で放医研重粒子線医科学センターの鎌田正センター長が発表したので、それをご紹介します。

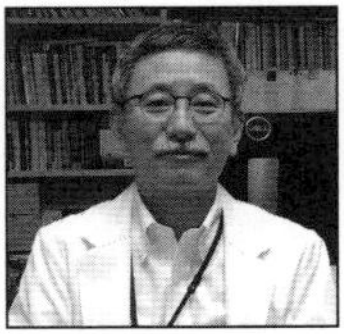
鎌田正氏

他に治療法がないがんに

まず他に治療法がない次のがんです。他に治療法がないのですから、重粒子線治療できなければ5年生存率は0に極めて近かっただろうと考えられます。治療期間は概ね4週間以内で、

図2：頭頸部悪性腫瘍に対する重粒子線治療の局所制御率

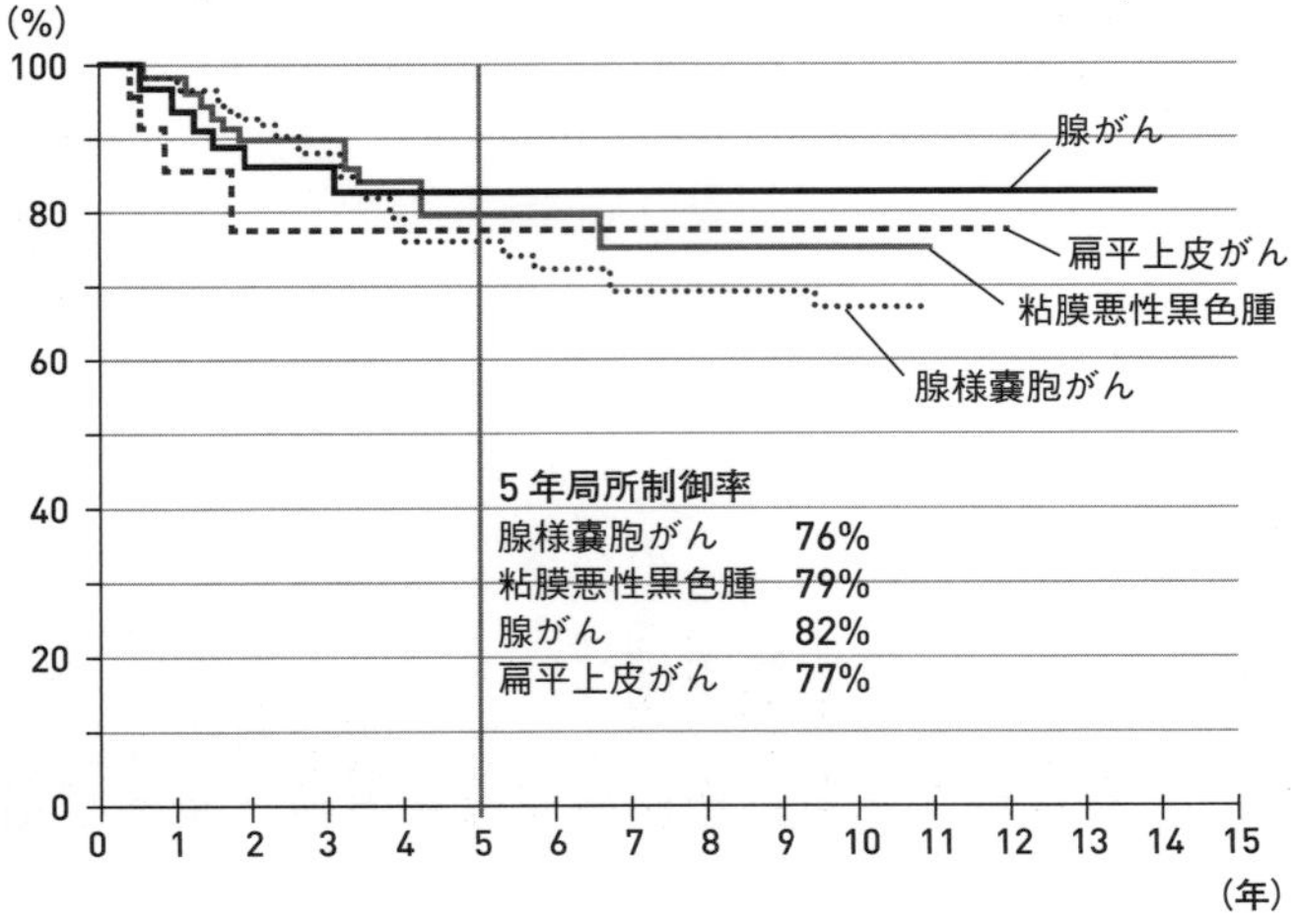

最短の場合は1日でした。

①局所で進行した頭頸部がん

約8割の症例で5年局所制御が得られています（図2）。この「局所制御」とは放射線治療独特の概念で、照射の対象とした部位で再発が見られないことを指します。治療の時点で既に目に見えない転移が起こっていて、それが後になってから出てくることもあるため、根治したとは限りません。粘膜悪性黒色腫では、抗がん剤と併用することによって、単独群で33％だった5年生存率が60％まで向上しました。

②手術できない骨軟部肉腫

化学療法と組み合わせることで5年生存率が60％と、手術できる骨軟部肉腫と同等の成績になりました。手術できないものの方が元々の状態は悪いことを考えると、素晴らしい成績です。

特に極めて患者数の少ない仙骨脊索腫《せんこつせきさくしゅ》は、放射線が効かず切除手術するしかないと考えられてきましたが、手術後に障害が残ることが多く、しかも高い確率で再発していました。HIMACでの治療開始後しばらくしてから、その有効性が知られるようになり、今では整形外科医も自分で手術せずHIMACへ紹介するため、ほとんどの患者が最初からHIMAC

で治療されています。その5年生存率は82%です。

③直腸がん切除手術後の骨盤内再発

大きな障害の残る切除手術と同等の5年生存率51%を、大きな副作用なく得ています。

手術の代わりに

もう一つHIMACが残してきたユニークな成果は、手術で治療可能ながんについて、手術と置き換えることも可能な短期照射です。

①1期の非小細胞性肺がん

1回の照射だけで終わります。発表時点での最長経過が33カ月で5年生存率は出ていませんが、受けた患者は全員再発なく生きています。患者からすれば、切らない痛くない手術を受けたのと同じことになっています。しかも手術だと肺が一部なくなってしまいますが、こちらはがんのあった部位周辺が硬くなる以外は、肺の状態も治療前と変わりません。

②肝細胞がん

2日間に2回照射する方法が確立しています。受ける前の肝機能が良好だった例では5年生存率47%です。こちらも全身麻酔で手術されることと比べれば、はるかに楽に良好な成績を得られたと考えることができます。

広がる用途

この他、他の放射線で治療されることも多い前立腺がんでは、3週間12回の照射で、副作用の頻度が約3%と他の放射線より低かった上、無再発5年生存率が悪性度に関係なく約9割、悪性度の高い群に関して言えば他の放射線治療を15%程度は上回っています。

また、早期発見・早期治療が難しく、手術しても抗がん剤治療してもなかなか良い治療成績を得られない膵臓がんでも3週間12回照射と化学療法を組み合わせたところ、他の治療法を大きく上回る2年生存率48%を達成しています。

これらすべて、患者の健康状態次第ではあるものの、入院せず外来で受けることが可能です。

ここまででも十分に凄い成果だからこそ、各地で重粒子線（炭素イオン線）施設建設が相次いでいるわけですが、その潜在能力がすべて明らかになったわけではなく、年々少しずつ治療対象となるがんを広げてきており、現在は食道がん、子宮がん、乳がん、腎がんでも臨床研究が進められています。

ただし固形がんなら何でも治療対象にできるかというと、不規則に動くため狙いを定められない胃や大腸、あるいは治療後に修復を行う必要がある部位は治療の対象にできず、手術を選択するしかありません。

精密さと強さを両立

ここまで一気に重粒子線（炭素イオン線）の利点をズラズラと並べられて、キツネにつままれたような気分になったかもしれません。それほどの成果を重粒子線（炭素イオン線）がなぜ上げられたのか、理由を説明していないので当然です。

重粒子線（炭素イオン線）では「他の治療法では治らないがんが治ることもあるし、同じ治るにしても安全で早く治る」と章の冒頭に書きました。これを別の観点から書くと、重粒子線（炭素イオン線）は、①放射線が影響を与えてほしい所だけに働く精密さ②当たった細胞を確実に退治する線の強さ、の二つを併せ持っている、と表現することもできます。①は、副作用の起きにくい安全性につながります。②は、高い治療効果につながります。

特徴の片方だけを持つ放射線治療は他にもあり、①を持つのは、重粒子線（炭素イオン線）治療と混同されやすい陽子線治療、また後ほど説明するＩＭＲＴ（強度変調放射線治療）と呼ばれるX線の照射方法です。②も、速中性子やパイ中間子という種類の放射線があり、かつては盛んに研究されていましたが、精密さに欠け副作用を制御できなかったため使われないようになりました。

特徴二つを併せ持つのは、重粒子線しかありません。そして二つを併せ持つことによって、治療に何週間もかかるという放射線の常識を覆し、短期照射の道が開けました。この結果、治療する患者さんさえいれば、どんどん治療して、どんどん費用を下げることが可能になっています。

以上を整理すると、効果が高く安全で、しかも今は高額だけれど将来は費用を安くできる素晴らしい治療法ということになります。

そして、特徴①の精密さについては、さらに向上させるような技術開発が続いています。後ほど説明します。

ただし、精密さが増すことによって、これまで治療対象にしてきたがんの治療成績が今後さらに上がっていくかというと、長くＨＩＭＡＣの臨床研究を指揮してきた辻井博彦・放医研フェローは「照射部位からがんが再発することはほとんどないので、治せないのは、照射して

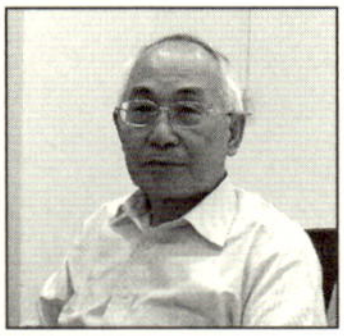

辻井博彦氏

ない所にがん細胞があった場合。となると、これまで見えなかったがん細胞を見つけるような診断法の進歩や、遠隔転移してしまったがんに使える治療法との組み合わせがないと、これ以上はそう簡単に良くならないんじゃないかな」と話しています。

この限界は手術の場合と全く同じで、しかも患者のＱＯＬが手術よりはるかに優れています。要するに、ＨＩＭＡＣのこの20年で、領域が明確で修復の必要もない初期のがんなら、重粒子線（炭素イオン線）は手術に取って代わることが可能と分かったのです。現役時代は呼吸器外科医として高名だった土屋了介・国立がんセンター中央病院元院長も「〝神の手〟に代わる究極の低侵襲治療」と評しています。

この手術との置き換えのことは、なぜか余り注目されておらず、つまりは需要が過少に見積もられ、ひいては重粒子線（炭素イオン線）治療が過小評価されることにつながっています。5章で改めて考えます。また、これそのものは別の機会に論じることにしますが、免疫チェックポイント阻害剤という種類の薬剤が不治と考えられていたがんに対して素晴らしい成果を上げたことから、免疫ががんを攻撃する働きも注目されつつあります。手術に比べて免疫を傷めない重粒子線（炭素イオン線）の価値はさらに高まる可能性があります。

この素晴らしい治療法で、我が国は世界を圧倒的にリードしています（60頁表をご参照ください)。20年以上の歴史があるのですから、本来であれば希望するがん患者さんは誰もが健康保険を使って受けられるようになっているのが当然です。ところが、なぜかそうはなっておらず、しかも2016年度から患者さんにより縁遠い存在になるかもしれないという瀬戸際に立たされています。

2　重粒子線が効く原理

重粒子線治療を巡って一体何が起きているのか気にはなると思いますが、その話に入る前に、炭素イオン線が、なぜこれだけの成果を出せたのか、同じようなものとして扱われることの多い陽子線とは何が違うのか、理論的な背景を基礎からざっと説明してしまいます。

放射線という言葉には広い定義と狭い定義とあり、一般人のイメージに近く医療などでも使われているのは狭い定義の方です。その場合は、原子から軌道電子を弾き飛ばす「電離」という能力が必須です。

なじみのない単語とは思います。ただし、話自体はそう難しくありません。

学生時代に、原子のことを学びましたよね。大きな原子核の周囲を小さな電子(軌道電子)

が、いくつも回っているという模式図にも覚えがあることでしょう。原子核はプラスの電荷、電子はマイナスの電荷を持ち、正負の電荷総量が等しいので全体として原子は中性になるのでした。そして、軌道電子が外れたり付け加わったりして電荷を帯びたものはイオンと呼ばれること、思い出していただけたでしょうか。

ちなみに、原子核がプラスの電荷を持つのは、電子1個分に等しい正電荷を持つ陽子が含まれているからです。他に、陽子とほぼ同じ質量（重さのようなものです）で電荷を持たない中性子も含まれています。

原子核と軌道電子の間には電気による引力が働いています。しかし、その引力を上回るほどの強さで何かが当たった時には、原子から軌道電子が飛び出します。これが電離です。電離を起こした原子は不安定になり、その原子の周辺で様々な現象を起こします。

この電離能力があるからこそ、放射線は利用する価値があり、また恐れられることになります。

光子線と粒子線

さて、放射線には、大きく分けて2種類あります。

一つは、エネルギーの高い電磁波です。ご存じの方には言わずもがなのことながら、放送や携帯通信などに使われている電波や光（可視光）、赤外線、紫外線、すべて電磁波です。質量を持たない光子という素粒子が波のように伝わります。ただしここまでに名を挙げたものは、電離能力を持ちません。もっとエネルギーの高い電磁波が放射線です。

電磁波は波長（波頭と波頭の間隔）が短い、別の言い方をすると周波数が高いほど、そのエネルギーは高くなります。電離能力を持つほどエネルギーの高い電磁波が放射線です。エネルギーが高いので軌道電子を弾き飛ばすことができると、引っくり返した表現もできます。ちなみに紫外線は、放射線より少しエネルギーが低いだけのものを指します。ですから、浴び過ぎないよう注意されるわけです。

電離能力を持つ電磁波は、X線とγ線です。両者の違いは発生の仕方にあり、線そのものの性質に違いはありません。発見された当初は別のものと考えられていた名残で、2種類の名前が今でも使われています。質量や電荷を持たないことが大きな特徴で、まとめて光子線と呼ばれることもあります。

光子線と違うもう一つの放射線は、光速に近い猛スピードで空間を飛ぶ粒子（原子やイオン、電子など）です。粒子線と呼ばれます。代表的なものとして粒子の小さい方から順に電子線（β

線）、陽子線、中性子線、ヘリウムイオン線（α線）、炭素イオン線があります（**図3**）。こちらは質量を持ち、電荷を持つものと中性のものとあります。粒子線のうち、ヘリウムイオンより大きな原子イオンが飛ぶビームを一般に重粒子線と呼びます。ただし現在、医療の世界で重粒子線と言った場合、ほぼ自動的に炭素イオン線を指します。

自然放射線

私たちの住む世界は、宇宙誕生以来、放射線に満ちています。こうした自然放射線は、ある種の元素（放射性同位元素＝ＲＩ）が核分裂して出てきたり、太陽を含む他の星など宇宙で発生したもの（宇宙線）が飛んできたりしている

図3：各粒子の大きさの順番

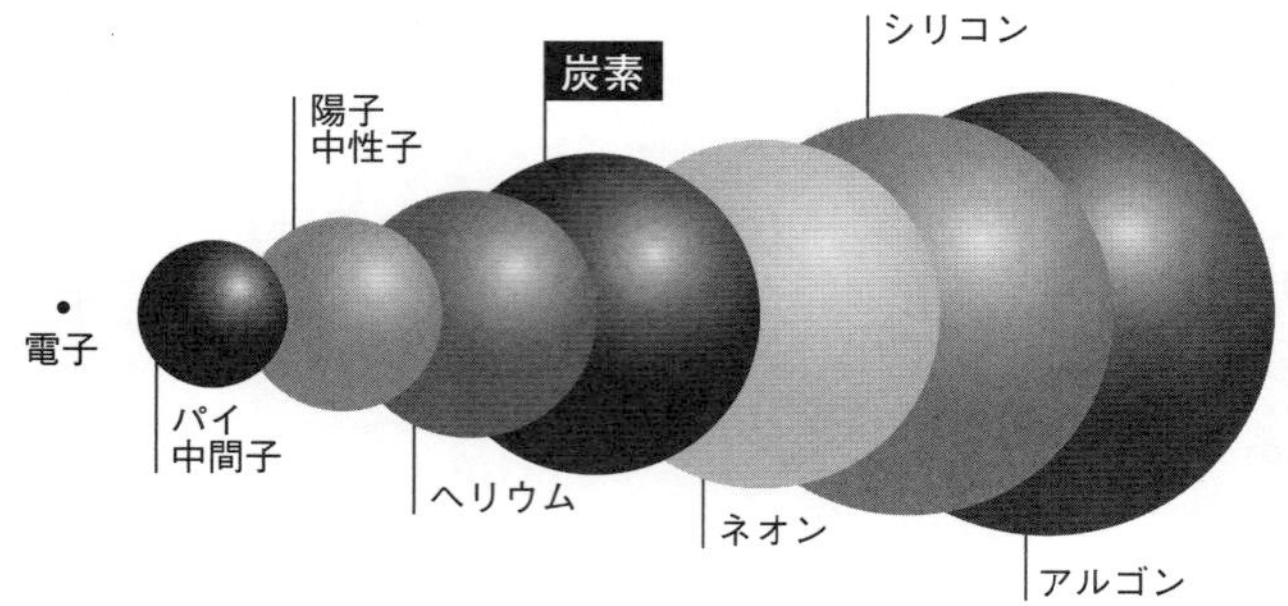

ものです。後者があるので、地球上では、標高の高い場所へ行くほど被曝量が増えることになります。

ＲＩで最も身近に存在するのは、野菜などに多く含まれるカリウムのうち質量数（原子核の陽子と中性子を足した数）40のものです。生物は、大部分を占める安定な質量数39のカリウムと区別することができず、日常的に体内に取り込んで内部被曝もしていますが、生物誕生以来ずっとそうなので、あまり気にされていません。

ちなみに、福島第一原発事故以来すっかり有名になったホールボディカウンター（ＷＢＣ）という機器は、ＲＩ由来で体から出てくるγ線を計測し、原発由来の核種（元素）による内部被曝量を推定します。当然のことながらカリウム40の分も測ってしまいますが、核種ごとに出てくるγ線の周波数帯は異なるので、体内のセシウムなどの量が多ければカリウムの分を差し引いて推定することができます。体内の量が少ない場合はカリウムの分と分離できず、それが装置の測定限界になります。

人工放射線

人工的に放射線を発生させることもできます。最も身近にあるのが、蛍光灯やブラウン管など、電極を加熱して電子を飛び出させる（β線を発生させる）器具です。えっ蛍光灯やブラウン管で放射線を浴びているの？　と心配になったかもしれませんが、そうではなく、管内部に塗ってある蛍光物質などを介して、外部には可視光線が出てきています。

もっとエネルギーの高い電子線を金属などに当てるとX線が出てきます。この原理を説明しようとすると難しい話になってしまうのと、原理を知らなくても特に困らないので説明しません。いわゆるレントゲン撮影装置などは、この原理を利用しています。

もっと大がかりに放射線を発生させる装置が、原子炉と加速器です。

原子炉は、ウランやプルトニウムなどのＲＩを連続的に核分裂させるもので、膨大な熱が発生すると同時に様々な放射線が出てきます。そのうちの中性子線を利用して人工的にＲＩを製造するようなことにも使われています。

加速器は、電気の力や磁力を使って荷電粒子を超高速の放射線にします。真空の空洞（加速空胴）の両端で2枚の電極それぞれにプラスとマイナスの電気を帯びさせておき、荷電粒子を入れると、粒子は逆の電荷を持つ電極の方へ引っ張られます。そこで超高速に電極のプラスとマイナスを切り替えると、粒子も超高速になります。真空にするのは、空気の分子と衝突してスピードが落ちるのを防ぐためです。加速器を使って二次的にX線や中性子線などを叩き出すこと、RIを製造することもできます。

真っ直ぐ進む

放射線は、何かに遮られない限り、真っ直ぐ進みます。X線と同じ電磁波である光を思い浮かべていただくとイメージしやすいでしょうか。

特に光子線の場合、電荷を持たず粒が極めて小さいため、原子の中すら通り抜けてしまいます。ごくたまに軌道電子や原子核とぶつかるものもあって、そういう時は線が止まったり跳ね返ったりします。吸収とか散乱とか呼ばれる現象です。散乱があるので、例えばX線撮影装置の近くにいるだけで被曝します。

ぶつかられた側の原子では電離が起きたりします。元の放射線がエネルギーを失う代わりに、新たにX線が発生したりもします。この原理もきちんと説明しようとすると難しい話になってしまうので、まあそういうものなのだと思ってください。

どの程度の吸収や散乱があるかは、通り抜けようとする物体中の素粒子の密度、つまり構成する原子の種類に影響を受けます。そして、どの程度の密度のものを通り抜けられるかは、放射線のエネルギーの高低によって変わってきます。

いわゆるレントゲン写真の単純X線撮影では、人体の皮膚や筋肉、内臓などは通り抜けることができるけれど骨は通りにくい程度のエネルギー量に調節されています。

粒子線の場合、もう少し事情が複雑です。

電荷を持つ（荷電粒子の）場合は、軌道電子や原子核とぶつかった時に影響を与え合うだけでなく、ぶつからず近くを通るだけでも、それらと電気的に引き合ったり退け合ったり、互いに影響を与え合います。その結果として新たにX線が発生したりします。それらの影響で止まってしまうことなく体の奥深くまで線を届かせるためには、粒子のエネルギーを高く（スピードを速く）する必要があります。荷電粒子のエネルギーを高くするのが加速器です。

同じ粒子線でも、中性子線は電荷を持ちません。よって電気的な相互作用もありません。ただし、当たった元素をＲＩに変え、そのＲＩからさらに放射線が出るという恐ろしい性質を持ちます。

医療への利用

放射線は、医療に様々な形で利用されています。皆さんにも身近だろうと思われるのが、診断分野です。

まずは、物質を通り抜ける光子線の性質を利用するもので、代表例がレントゲン写真と呼ばれる単純X線撮影です。適度なエネルギー量に調節したX線を人体に当てると、骨や軟部組織や空気の層のそれぞれに応じて吸収されたり散乱されたりして、体の後ろに置いたフィルムには不均等な濃淡の差として記録されます。

ただし、これだと骨の様子は見えても臓器の境目などはよく分からないので、放射線を通しにくい液体などを造影剤として入れ、中の様子を分かりやすくします。胃や腸で用いられているのが、おなじみのバリウム（硫酸バリウム）です。血管や腎臓・膀胱、胆嚢など、見たいものによって異なる造影剤を使います。

単純X線撮影が2次元画像を得られるだけなのに対して、ぐるり360度から照射して得た複数の2次元データをコンピューターで断層画像に構成し直すのがCTです。画像処理技術が向上したことによって、近年では断層画像を積み上げて3次元画像として表示することもできるようになっています。

体から放出される放射線を計測して画像を作成することもあります。ごく微量のRIを含む薬を体に静脈注射などで入れ、特定の臓器に集まって放射線を発するようになったところで、この放射線を体外から測定し、その分布を画像にします。十分なデータを得るには、ある程度の撮像時間を要します。ちなみにＲＩを診断や治療に用いる医療分野を核医学と呼びます。

体外からの透過検査は主に臓器の形を捉えるのに対して、核医学検査は臓器の働き（機能）を捉えることができます。

核医学検査で使用される装置はシンチレーションカメラとＰＥＴ装置の2種類あります。シンチレーションカメラは光子線を計測します。「骨シンチ」という検査、聞いたことがあるのではないでしょうか。カメラを回転させて撮影すればＣＴやＭＲＩと同様の断層画像を得られます。この断層撮影のことをＳＰＥＣＴと呼びます。

フッ素18を含む放射性ブドウ糖（ＦＤＧ）を血中に注入して、ＦＤＧの放つ陽電子をセンサーで検出し、ブドウ糖がよく集まっている（活動の活発な）場所を画像化するのがＰＥＴです。「陽電子」は、プラスの電荷を持つ以外は電子とほぼ同じ性質の素粒子で、自然界にはほとんど存在しない（発生してもすぐ消えてしまう）ため、観測できた場合はＦＤＧ由来であると分かります。

ちなみに体内の様子を画像化できる検査としては、他に超音波を使う超音波検査、磁気を利用するＭＲＩもあります。特にＭＲＩは、次に説明する放射線治療の狙いを定める際に重用されています。

その治療利用

放射線には、生物細胞を殺傷する能力があるため、がん治療にも用いられます。

放射線が人体を通る時、吸収や散乱などの現象が起きます。人体側から見ると、放射線からエネルギーを与えられていることになります。エネルギーを与えられたことによって、がん細胞が影響を受けて死んだり増えなくなったりすれば、治療になります。

放射線によって体の細胞が影響を受ける経路は、二つあります。

まず、放射線が細胞内のＤＮＡに当たって、その鎖を断ち切ることがあります（直接効果）。念のためですが、ＤＮＡとは遺伝情報が乗った鎖紐のようなものです。2本の紐がセットでらせん状になっています。

また放射線は、細胞の大部分を占める「水」の中で、水素や酸素の原子核や電子にぶつかることがあります。その際、一部の原子の軌道電子を弾き飛ばします。電子を弾き飛ばされた酸素原子や水素原子の一部は化学的に不安定な物質、例えば水素イオンと水酸基ラジカルに変化します。このラジカルは、さらに別の原子や分子を電離して新たにラジカルを作り、それがまた別の物質を電離し、と将棋倒しのように変化が連鎖して起こり、化学的に反応性の高いラジカルがたくさんできます。老化の原因として最近よく知られるようになった活性酸素もラジカルです。このようなラジカルは、細胞を構成しているタンパク質や脂質などを変化させます。また、DNAの鎖を切ることもあります（間接効果）。

これに対して細胞には、放射線などで作られたDNAの傷を修復する作用があります。修復作用によって、①元のような細胞に戻る ②中途半端な修復によって機能や性質が変化して生き残り、がん細胞のタネとなる ③修復できないほど変化が激しく増えることができなくなったり死んだりする、の3パターンが起こります。

図4：放射線が当たった後に起きること

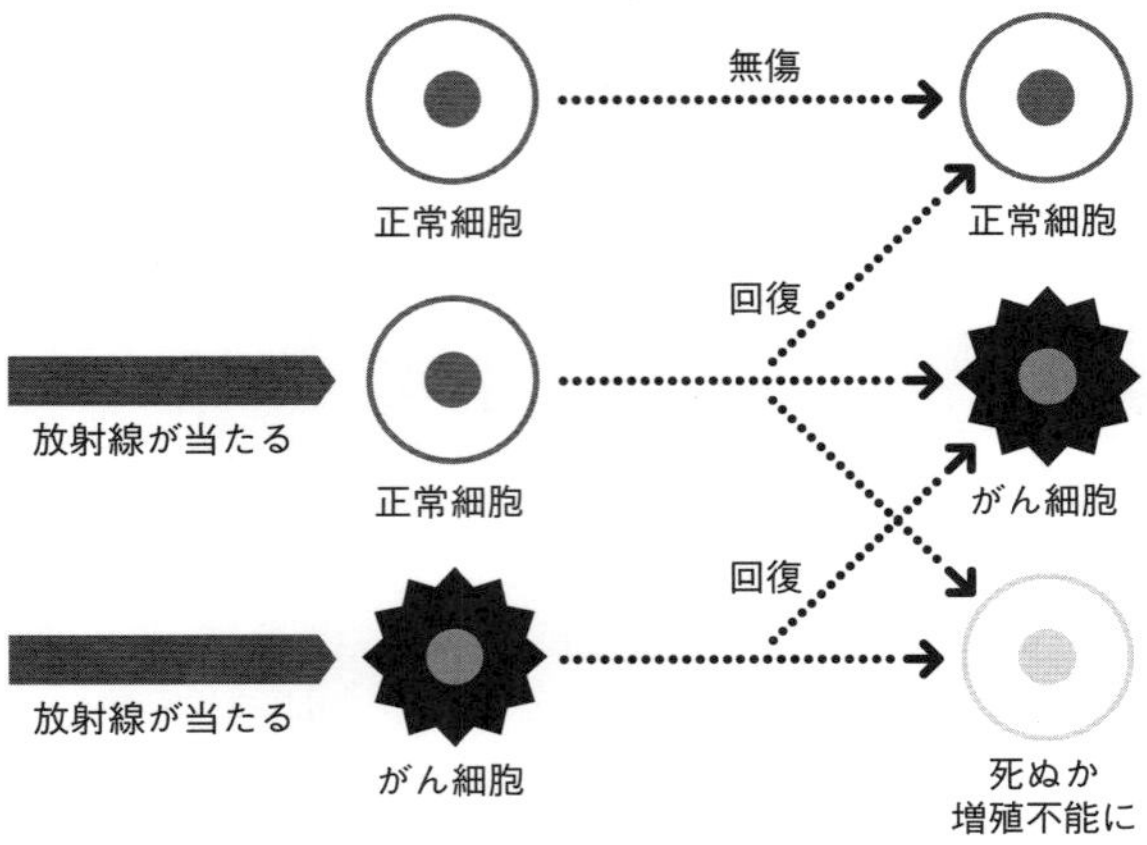

がん治療としては、正常細胞には放射線が当たらないか当たっても①になり、がん細胞が③になればベストです（**図4参照**）。

分割照射

放射線治療で広く普及しているのが、加速器で生み出したX線を外部照射する方法です。医療用に用いられているリニアック（直線加速器）は、電子を超高速に加速し（この段階ではβ線）、金属に当ててX線を発生させます。

十分な量の放射線を当てれば（エネルギーを吸収させれば）、どんながん細胞でも確実に殺すことができます。

しかし放射線は真っ直ぐに進み、前後の正常細胞にもエネルギーを与えます。また放射線の量が増えると、散乱による影響も無視できなくなってきます。がん細胞を確実に殺そうとすると、正常細胞も巻き添えになり、副作用が激しくなってしまうのです。

この問題を克服できる方法の一つが、核医学で腫瘍の中に小さなＲＩを入れて、腫瘍だけに十分な放射線を当てようとする小線源治療です。β線を発生するヨウ素１３１を内服して甲状腺がんに取り込ませたり、γ線を発生するヨウ素１２５を前立腺腫瘍の中に埋め込んだりする治療が行われています。

もう一つ、X線の外部照射で実用化されているのが、何回かに分けて放射線を当てる分割照射という方法です。

増殖の盛んな多くのがん細胞はDNAがむき出しになっていることも多く、一般の正常細胞より放射線の影響を受けやすい傾向にあります。

このため正常細胞は回復できるけれど、がん細胞は回復できないという量（通常1日2グレイ、1グレイは1kgあたり1Jのエネルギーを吸収した場合の線量）を一定間隔（通常は平日毎日、計60〜80グレイ）で照射して、回復の間に合わないがん細胞を少しずつ退治していくという戦術を取るのです（**図5**）。がんと正常細胞の境界がハッキリしない場合など、淘汰がかかって正常

図5：がん細胞と正常細胞の差を利用する分割照射の仕組み

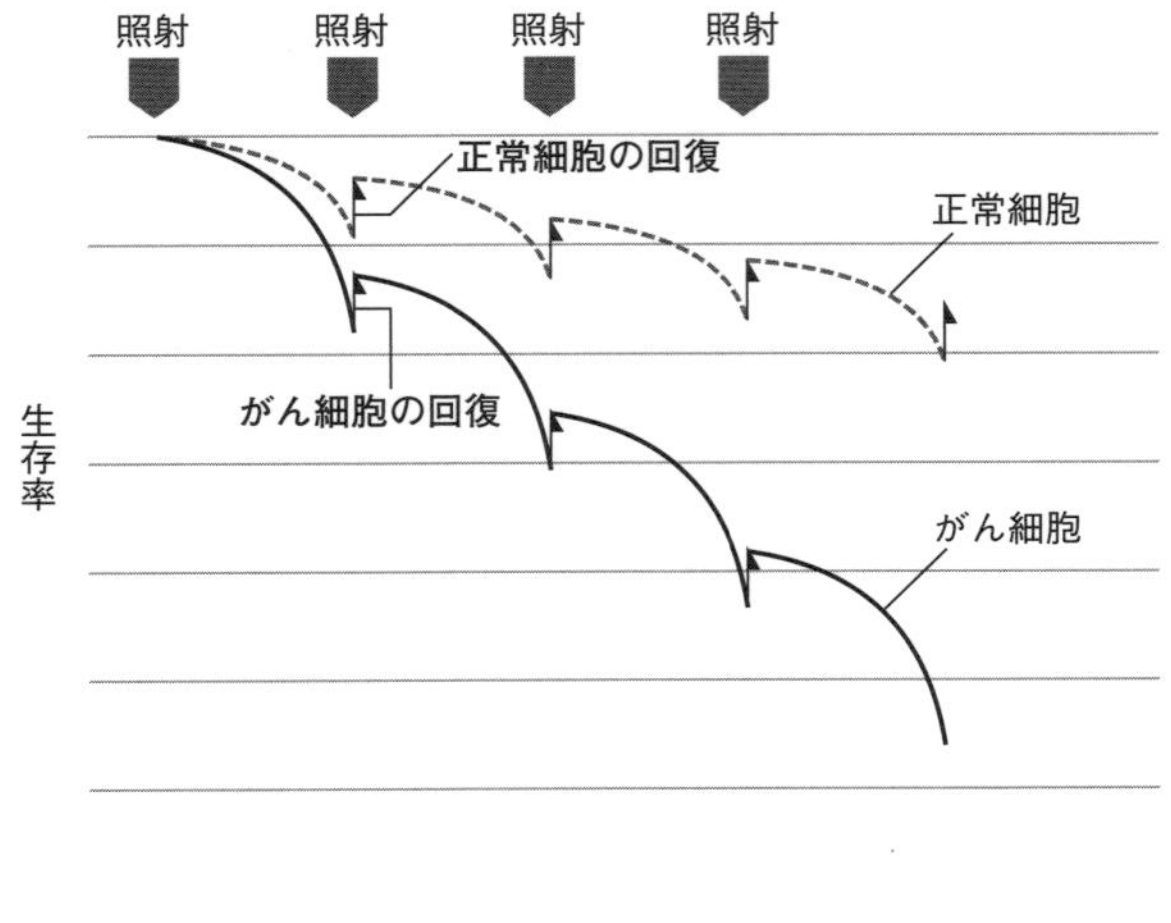

細胞だけ生き延びる優れた方法です。

分割照射には他にもメリットがあります。同じ腫瘍中のがん細胞でも、細胞分裂の休止期にあるような場合や、血管から遠くにあって酸素が行きわたっていない場合は、放射線の影響を受けづらいことが知られています。前者はＤＮＡが守られているため、後者は細胞内でラジカル化する酸素が少ないためです。これら放射線の効きづらい状態にある細胞に対しても、分割照射すれば、いつかＤＮＡむき出しの時期に当たる、また血管に近い細胞の退治された後で酸素が行きわたる、と期待できます。

線量分布を良好に

ただし、単純に分割照射するだけだと、腫瘍の前後にある正常細胞のトータルの吸収エネルギーも大きくなるため、生き残った正常細胞に変異が起きて、二次的に発がんしてしまう可能性があります。

できることなら、がん細胞には少しでも多く放射線エネルギーを吸収させたい一方、正常細胞にはできるだけ吸収させたくありません。

体内のどこにどれだけの放射線エネルギーが吸収されるか示したものを「線量分布」と呼

びます。

　がん細胞には十分な放射線エネルギーを吸収させる一方、正常細胞にはできるだけ吸収させないという良好な線量分布を得るため考案されたのが、様々な方向から腫瘍の断面に応じた形で照射を行う「原体照射」です（**図6**）。

　原体照射のうち、小さな腫瘍を対象とするのが「定位放射線治療（ＳＲＴ）」で、均一な強さの放射線を照射します。専用機としてガンマナイフやサイバーナイフがあり、リニアックでも行うことができます。

　方向ごとに放射線の強さを変え、大きな腫瘍にも対応可能なのが、先ほどチラッと触れた強度変調放射線治療（ＩＭＲＴ）です。

　散乱まで考慮して各方向からの線量を重ね合

図6：X線の線量分布を良くする方法

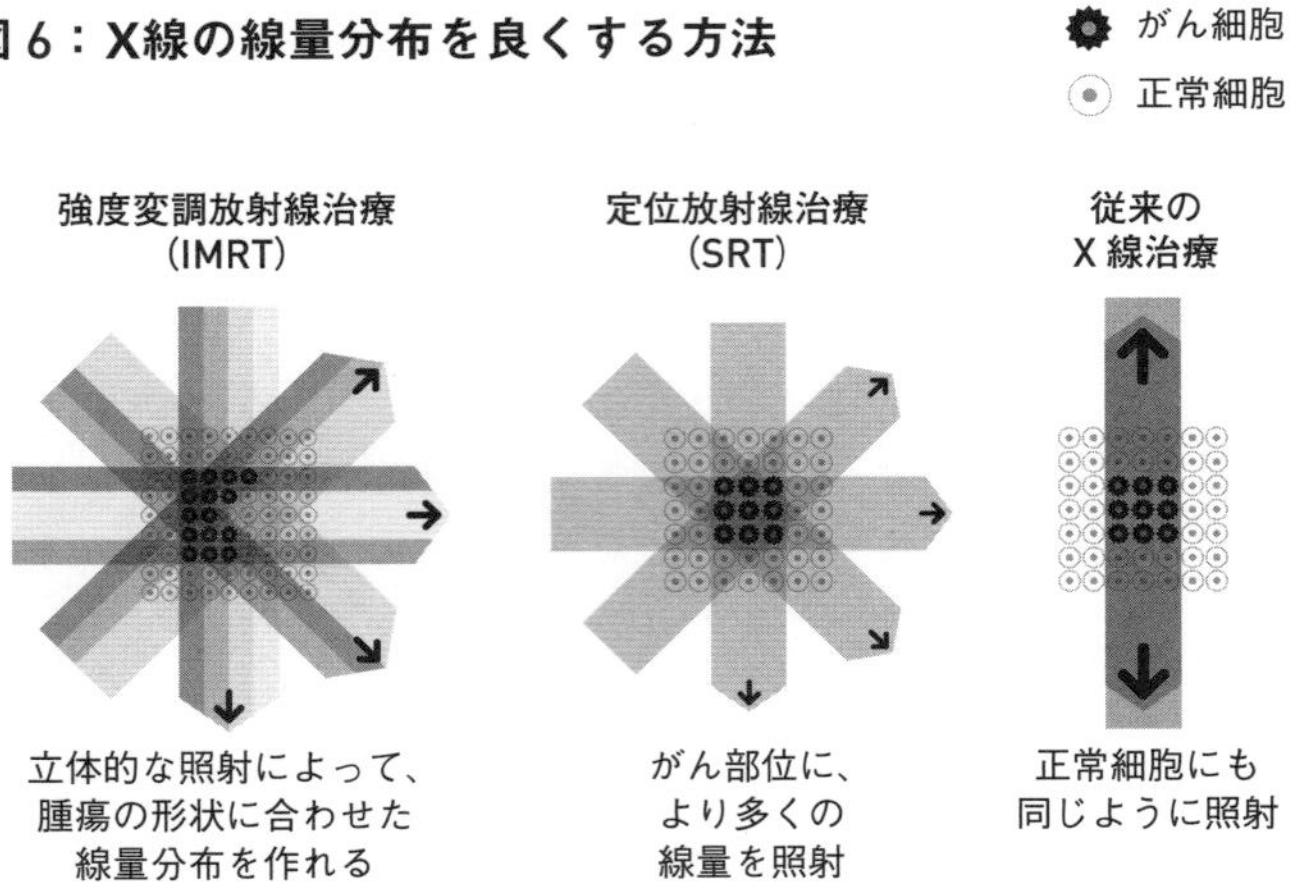

わせるシミュレーションは大変な計算になりますが、コンピューターの進歩に伴って極めて精度高くできるようになってきています。計算通り当てるため、患者は毎回、厳密に同じ位置にいる必要があります。

ただし実は以上で用いられているのはX線やγ線など光子線です。陽子や炭素イオンなどの荷電粒子線の場合、このような方法を用いなくても良好な線量分布を得ることができます。

荷電粒子には、「運動を停止する直前に最大のエネルギーを放出する」という性質がありま す（**図7**）。ブラッグピークと呼ばれます。影響を受ける細胞は、そのブラッグピークの所に集中します。線が体表から奥へどれだけの距離入っていけるかは、線のエネルギーによって決

図7：粒子線は止まる寸前にピークがある

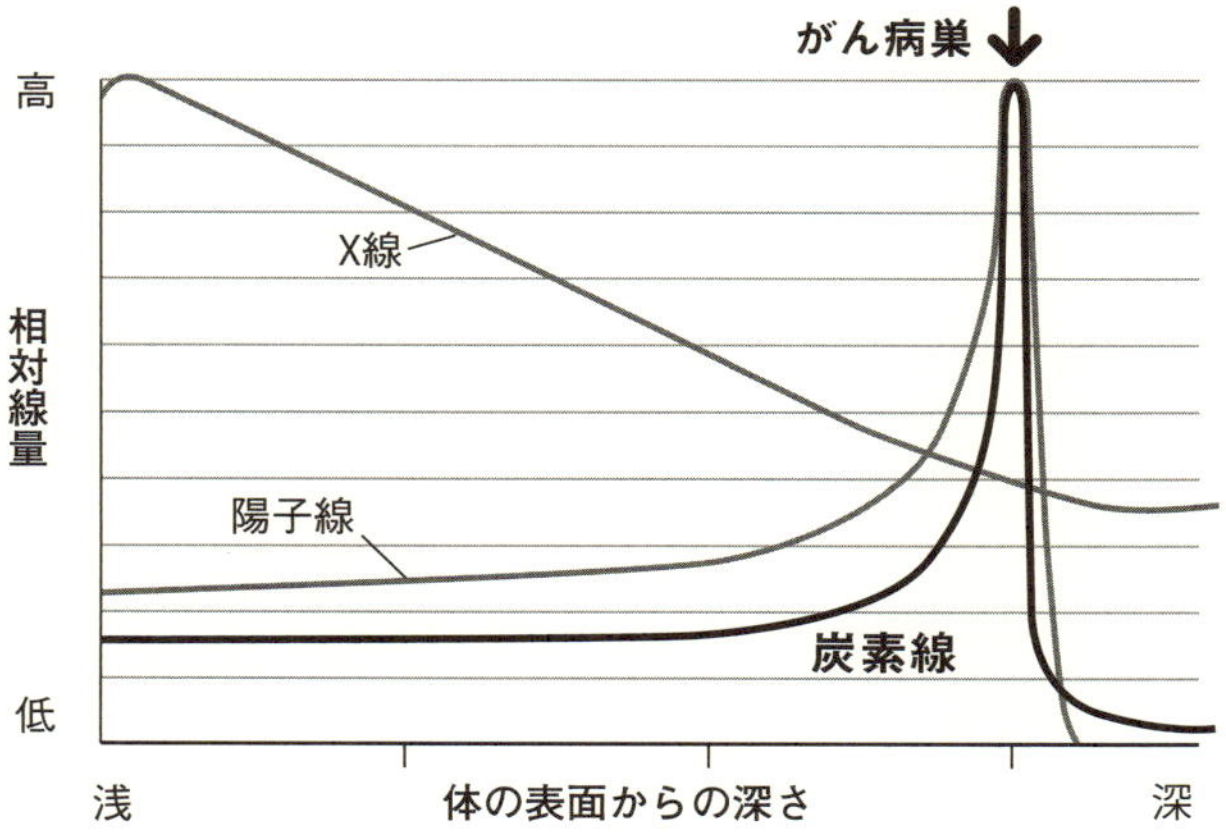

まるので、ブラッグピークが腫瘍の中に来るよう調節することで、がん病巣をくり抜くように照射できます。

荷電粒子を体の奥深くまで届かせるには、粒子が1個の加速空胴で1回だけ加速されるリニアックは力不足。そこで使われるのが、加速空胴を円形に配置し、粒子をぐるぐる回して何度も加速する円形加速器です。真っ直ぐ飛ぼうとする粒子を曲げるため磁力をかけます。粒子のスピードが上がると回転半径も大きくなるのが「サイクロトロン」、スピードに応じて磁力を強くして同じ回転半径に収めるのが「シンクロトロン」です。一般には、直線加速器である程度まで加速した粒子を円形加速器に入れ、さらに加速します。

種類によって強さが違う

線量分布さえ良ければ、他は何も考える必要がないかというと、そうではありません。実は放射線の種類によって、同じ吸収線量(体に吸収された放射線のエネルギー)でも、生体に与える影響は異なります。

例えば、半数のマウスに白内障をひき起こす線量が標準X線(基準)で8グレイの時、中性子だと2グレイで同じ影響が出たりします。このような生体への影響を放射線ごとに比較して示す時は、それぞれの線量の比をとって、生物学的効果比（RBE）という指標にします。先の例であれば、中性子の生物学的効果比は8÷2で4となります。

なぜ、放射線の種類によって生体への影響に差が出るかというと、体が吸収したエネルギーの総量は同じだったとしても、ミクロで見た時には密度が異なり、全体的に少しずつエネルギーを吸収した場合もあるし、特定の部分で大きく吸収した場合もあるからです。特定の部分で大きく吸収した方が、細胞への影響は大きくなります。

この密度は、線エネルギー付与（LET）という指標で示されます。X線やγ線、陽子線などはLETが低く、逆に高いのは中性子線、重粒子線です。

LETが高ければ高いほど、細胞が受ける影響はDNAを断ち切られる直接効果経由が優勢になり、その場合は二重鎖が2本とも切れて修復不能という細胞の割合も高くなります。

逆にLETの低い線では、生体へ与える影響は活性酸素類の発生など間接効果によるものの割合が大きくなり、DNAの切断は片方だけで細胞が生き残るという確率も高くなります。

また、細胞や組織に酸素が少ないと影響も減ります。例えば、腫瘍の酸素が少ない領域に放射線を効かすためには、通常の酸素濃度の組織に効く2～3倍程度の線量を必要とします。

このような酸素濃度による影響を、酸素効果と呼びます。

さらにＬＥＴの低い線では、その時間あたりの線量（線量率）を少なくしていくと、総線量は同じでも生体への影響は減弱していくという現象も存在します（線量率効果）。先ほども説明した生体の修復作用が働くからです。

その上、腺がんや肉腫、悪性黒色腫など、がんの種類によっては、低ＬＥＴ線がほとんど効かないものもあります。放射線で受ける傷の回復力が正常細胞より高いもので、放射線抵抗性の腫瘍と呼ばれます。

ＬＥＴの高い線は、酸素効果や線量率効果がほとんどありません。放射線抵抗性も克服できると考えられています。生体に吸収された分だけ、確実に影響が出ます。一定以上の線量なら確実に細胞を殺すことでしょう。もしＬＥＴの高い放射線を上手に使いこなすことができれば、治療効果も高いということになります。

我が国でこれまで、がん治療の外部照射に用いられたことのある高ＬＥＴ放射線は、中性子線と炭素イオン線です。うち中性子線はＨＩＭＡＣの前に放医研で精力的に研究され、悪性黒色腫など放射線抵抗性のがんにも効果を示しましたが、線量分布が良くないため晩発がんなどの副作用を制御しきれず、１９９４年に研究が終了されています。

また世界を見渡すと、高ＬＥＴ線は、米国のローレンス・バークレイ国立研究所（ＬＢＬ）

で1957年からヘリウムイオン線、1977年からネオンイオン線による治療が研究されていましたが、次章で詳しく説明するような限界があり、充分な治療成績を得ることができないまま1992年に研究が終了されています。また米国ロス・アラモス研究所など3カ国3研究所では、1974年からパイ中間子というものが研究されていましたが、これも線量分布が期待されたほどは良くなく、同様に充分な成果を上げることのできないまま、1994年にすべての研究が終了されています。

HIMACで採用された炭素イオン線は、高LETであるだけでなく、線量分布も良かったことから、先ほど説明したような極めて優れた成績を収めることができたと考えられます。細胞に与える影響の大半が直接効果経由であるため、正常細胞とがん細胞の回復力の差を利用する分割照射にあまり意味がなく、1回あたりの線量を

高度放射線治療それぞれの特徴

	炭素イオン線	陽子線	IMRT
精密さ	◎	○	○
線の強さ	◎	○	△
費用対効果	△	△	◎
費用が安くなる可能性	◎	?	?

増やして照射回数は減らすという研究がどんどん進められています。既に、ある種の肺がんや肝臓がんでは1回か2回の照射で済むようになっていますので、痛くなくて回復も早い手術と考えることすら可能になっています。

よく混同される陽子線はLETが低いため、効果を期待できない種類のがんがあります。また、間接効果に多くを頼っており、炭素イオン線より散乱もしやすいので、1回あたりの線量を増やし過ぎると正常細胞にも影響が出ます。このため、照射回数は今後もほとんど減らないと考えられます。治療の価格を安くできるかどうかを考える上では重大な差です。良好な線量分布だけなら、同じ低LETのX線を使うIMRTで、より安価に得られます。

第2章

重粒子線治療に迫るピンチ

学会が格下げを提案

さて、2015年8月8日の毎日新聞朝刊1面に「粒子線治療　先進医療除外も」「一部がん　学会、優位性示せず」という見出しの記事が載ったことを本書冒頭で紹介しました。見出しに出てくる「先進医療」とは、厚労省サイトの表現を借りると「将来的な保険導入のための評価を行うものとして、未だ保険診療の対象に至らない先進的な医療技術等と保険診療との併用を認めたもの」で、「『先進医療に係る費用』は、患者が全額自己負担することになります。『先進医療に係る費用』は、医療の種類や病院によって異なります。」「『先進医療に係る費用』以外の、通常の治療と共通する部分（診察・検査・投薬・入院料等）の費用は、一般の保険診療と同様に扱われます。」というもののことです。

と、言われてもチンプンカンプンの方が多いと思うので、少し噛み砕きます。

我が国では、健康保険が適用されている医療行為と、適用外の医療行為を同時に受けた場合、すべて健康保険適用外と見なして患者に全額自己負担を求める「いわゆる混合診療の禁止」が行われています。ただし、一部の適用外行為に関しては制限を緩和して、その部分だけ全額自己負担すれば、健康保険からの給付も受けることができます。緩和される対象は、差額ベッド代などいくつかの種類があって、そのうちの一つ「将来的な保険導入のための評価を行うものとして、未だ保険診療の対象に至らない先進的な医療技術」が「先進医療」です。

約300万円の粒子線照射費用が自己負担になるのでは意味がないと思う方もいるかもしれませんが、世の中の生命保険や医療保険の多くに「先進医療特約」というものが付いていて、特約加入者はそれで費用を賄えるので、粒子線治療は先進医療の指定を受けていることによって患者に案外身近なわけです。

ただし、先進医療は、あくまでも「将来的な保険導入のための評価」が前提の制度です。その評価を行うのが、医療界の重鎮たちが顔を揃える「先進医療会議」。その会議で8月6日、粒子線治療の提供側である日本放射線腫瘍学会が、他の治療法との成績比較を報告しました。この報告で学会は、ごく一部のがんに対してしか保険適用すべきと提言できず、ほとんどのがんで優位性を示すデータを見つけられなかったので、今後いくつかのがんについては比較試験を行うようにしたい、と述べました。その報告を受けて、毎日新聞の報道があったわけです。

学会は、現状の「限局した固形がん」に特段の制限なく実施できる「先進医療A」から、

2016年4月以降は、優位性があるか他に治療法のない限られた一部のがんについて健康保険適用、比較試験を行うことが可能そうながんについて「先進医療B」への移行を提案しました。先進医療Bになると、実施できる症例数にあらかじめ上限が定められ、受けられる患者の条件も細かく規定されます。希望すれば誰もが先進医療で、というわけにはいかず、特約で給付の受けられない完全自費扱いになってしまう可能性が高くなります。まして、健康保険の対象でも先進医療Bの対象でもない種類のがんならば、最初から全額自費です。先進医療会議としての正式決定は2016年早々に出されますけれど、提供側の提案した以上の回答が出てくることはあり得ないので、このまま何の巻き返しもなければ、粒子線治療が2016年4月以降は患者から縁遠い存在になってしまう可能性が高いでしょう。

正しい、しかし二枚舌

制度のルールから言えば、先進医療に指定されている間に臨床データを収集し、その結果に基づいて保険適用の可否が判定され、可とならなかったものが先進医療から外されたり追加データを要求されたりするというのは、全くもって正しい流れです。そして、2015年8月の先進医療会議だけ見ていたら、粒子線治療の肩を持つ人は多くないはずです。実際、毎日新聞に続いて、マスコミ各社が粒子線治療に否定的な報道を繰り返しています。

しかし、過去からの経過をずっと追いかけると、違うものが見えてきます。これまで散々、厚労省自身がルールとは違う運用を続けてきたことです。

まず、陽子線は2001年、重粒子線も2003年から先進医療（正確には旧制度の「高度先進医療」ですが、大枠は同じです）になっていて、通常は1～2年で行われる保険適用の判断を「全国どこでも受けられるようになっていないから」と約10年棚上げされたまま来ていた、ということをご存じでしょうか。その時期が過ぎ、施設が全国に広がった4年前には健康保険を適用するか否かで激論が交わされ、専門家としての判断を委ねられた側は保険適用を求めたのに、厚労省が「費用対効果」という基準を後出しジャンケンで出して突っぱねた、ということをご存じでしょうか。その時に保険適用が求められた対象と、2015年8月に学会が保険適用を求めた対象がほぼ同じで、つまりは4年間、制度的には何も進まず足踏みしていただけ、ということをご存じでしょうか。少なくとも4年前に一部であっても保険適用が認められていたなら、後ほど私が説明するような良循環が始まり、現在のような危機にはなっていなかったはずです。厚労省のしてきたことは、後世に語り継ぐべき無責任さと言わざるを得ないのです。

私がウソを書いているわけではないという証拠に、２０１２年1月19日の「先進医療専門家会議」（２０１２年10月以降は制度変更に伴って「先進医療会議」と名称変更）のやり取りを議事録から抜粋してご紹介します。厚労省のサイトで読めますので、興味があったら全文読んでみてください。なお、田中というのは、会議に先立って専門家として健康保険適用の可否を検討した田中良明・日本大学客員教授（放射線科、当時）です。

田中　陽子線治療と重粒子線治療でないと非常に患者さんの局所効果、遠隔成績も含めて必要度が高い疾患については、保険導入してもらいたいと思っているわけです。

例えば陽子線治療の場合で言えば小児がんですね。この場合には、腫瘍のコントロールもさることながら、治療後のフォローアップで様々な合併症とか後遺症が出てくるんですけれども、それが従来の放射線治療では避けられなかったのが、この陽子線治療では頻度が減らせるということで、費用効果的にも生涯にわたる維持療法とか補助療法、代替療法などを含めると、十分採算に合う治療ではないかと思います。

それから、重粒子線治療の場合には、従来の放射線治療で非常に効きにくいと言われていた骨・軟部腫瘍の場合も、若年者が結構多いんですけれども、そういう方々に対して広範な切除を行った場合には機能欠損が起こるとか、下肢切断が起こるとか、そういうことに対して重粒子線治療でコントロールできれば、ＱＯＬにも十分反映できるという意味で、だから、特定な対象疾患、適用症例を限って議論していただければよろしいのではないかと思っているわけです。

吉田英機・昭和大学名誉教授（泌尿器科）　各専門医に聞くと、これは保険導入でも構わないのだけれども、装置を造るのに何億とするんです。ですから、それだけのスペースがないと造れない。（中略）保険導入しても大都市では敷地の問題で造りようがないというんですね。（中略）その辺はいかがなんですかね。

田中　そんなに全国でたくさんこの施設を造る必要もなくて（後略）。

猿田享男・慶應義塾大学名誉教授（座長、内科）　特定の疾患に限って認めてはという御意見ですが、事務局、どうぞ。

厚労省担当者（前略）費用対効果のエビデンスが十分に示されているとは考えておりませんので、現在、中医協でも費用対効果を踏まえた評価の枠組みを検討しているところでございます。それを踏まえて、費用対効果が評価なされるまでの間は継続扱いにして、今後、費用対効果の検討がなされて以降、保険導入について検討すべきではないかと事務局としては考えてございます。

戸山芳昭・慶應義塾大学教授（整形外科）　重粒子線治療のところで、骨・軟部腫瘍の御意見が出たんですけれども、私も各論で対象疾患を絞って、外科的治療が非常に厳しくて、これが有効であるということを確実に示されているものに関しては、保険適応にすることが一番適当ではないかと思います。

例えば各論ですと、骨・軟部腫瘍の中でも脊索腫があるんですけれども、手術してもほとんどが再発するし、機能障害が出るんです。今はもうこちらに行っていますので、その辺はやはり国民の目線、患者さんから考えると、取り上げるべきではないかと思います。

猿田　田中先生、今のように限ることと、実際に費用対効果の問題はどうですか。

田中　事務局の説明は、総論的にはその通りだと思いますけれども、今はこういういい治療法があって、それを国民、患者さんが享受できないというのは、その恩恵にあずかれないというのは非常に大きな問題だと思うんです。（中略）症例数はごく限られますので、そういう適用疾患に限って保険を使うことで、国民の皆さんのニーズに応じるということが非常に、そういう視点からすれば評価が高いのではないかと思います。

猿田　ある特定の疾患に関しては、物すごく効果があるということで、その辺りのところで、事務局、いい方法はありますか。

厚労省担当者　前回の改定時でも、やはり同様に御議論いただいております。（中略）その時にこういったことが課題なんだというものの中で（中略）一定程度費用の問題も考えていく必要が当然あるということで、（中略）費用対効果も含めてですが、こういったことをクリアすべきで（後略）。

田中　日本国内で発生頻度も限られているわけですから、そこの施設をセンター化して、そちらに患者さんを集中的に集めて治療するということで、十分保険のバックグラウンド、保険導入に関する要項を満たしていると思います。

厚労省担当者　22年度改定で議論いただいた結果として、中医協での御判断も含めて、（中略）課題について、やはりクリアしていくことが必要だという認識でございます。（中略）日本の保険制度の下で、他の技術との置き換えとか、代替性も含めて議論していただく時に、特に費用の面、建設費も含めて考えていくのであれば、費用の面については少なくとも国内の一定のエビデンスをお示しいただく必要があるのではないかというのが、事務局の理解でございます。

田中　私が言っているのは、陽子線治療の場合は小児がん、重粒子線治療の場合は骨・軟部でよろしいのではないかと言っているのであって（後略）。

厚労省担当者　やはり建設費用、ロケーションの問題も含めて、費用対効果も含めて考えていただくことは必要でございまして（後略）。

この後、もう1回同様の押し問答が行われた後、猿田座長が「では一応そういう形で、今の事務局の御意見を尊重させていただくということで」と議論を打ち切りました。

専門家が疾患を限って健康保険適用を認めさせようとしたのに対して、厚労省が「費用対効果」をタテに、頑として認めなかったということ、お分かりいただけると思います。しかも、やり取りの中で費用対効果を検討する場として挙げられていた中医協（中央社会保険医療協議会）で具体的な費用対効果の議論が始まったのは何と3年後の2015年に入ってから、しかも粒子線治療は検討対象にされませんでした。保険適用を認めさせないためにウソをついたと言われても仕方ありません。

次の3章で歴史を説明しますが、特に重粒子線治療は、他の療法と比較試験できるようなマトモな扱われ方を、医療界の主流派からされてきませんでした。国としての強い立場を使って比較試験を促すとか調整するとかいうこともなく10年以上店晒しにし、また公の場でウソをついた揚げ句に、他の療法と比較した優位性を示せないのだから先進医療Aから降りろという振り付けをした厚労省のこと、皆さんぜひ覚えておいてください。

なお今回の学会の発表も、「他の療法より高額な分の優位性を示せなかった」という費用対効果の話でしかないのに、なぜか有効性で劣るかのようにマスコミで伝えられているのは、マスコミに対して誰かがそう吹き込んだからでないかと疑わざるを得ません。

なぜ一緒くた？

さて、このような歴史的経緯を知らなかったとしても、1章をお読みになった後で8月の先進医療会議の話に接すると、何か違和感がなかったでしょうか。

重粒子線（炭素イオン線）と陽子線は違うのだ、としつこく説明しました。それなのに先進医療会議では一緒くたに扱われていました。なぜでしょう。同じようなものだから一緒に扱う、で構わないのでしょうか？

とんでもありません。

なぜなら、重粒子線（炭素イオン線）治療と陽子線治療は現時点で両方とも1人あたり300万円前後の値付けになっており、結果として費用対効果も似たり寄ったりになりますが、照射費用を安くできる可能性に差があるため、将来的には費用対効果で天と地ほどの差が出るからです。費用対効果が問題になっている以上、分けて検討するのが当然です。

意外と知られていないことかもしれませんので一言お断りしておくと、現在、我が国の粒子線治療の照射費用は照射1回あたり一定額という設定ではなく、患者1人が予定された回数の照射を受けると一定額という設定になっています。30回に分けて照射を受けようが、1回だけ受けようが、1人が払う金額は同じです。

さて、粒子線治療の施設は大規模な加速器が必要で、建設に陽子線で100億円弱、炭素イオン線で100億円強かかります。大阪府庁の隣という一等地に民設民営で炭素イオン線施設整備を進めている大阪府立病院機構の検討会に提出された資料によれば、年間の施設維持費は陽子線が約5億円、炭素イオン線で約6億円、人件費が1日8時間稼働の場合で年約4億5千万円かかるそうです。他に土地代、借り入れた資金の利息なども払う必要があります。

現存施設のうち最も古くから治療を行っている放医研のHIMACは、21年経過した現在でも主加速器はまだまだ使えそうです。このことから少なくとも30年は施設を使えると考えて、その期間に収支を合わせるためには、陽子線で年16億円、炭素イオン線なら年19億円の売上が必要だそうです。一等地なので、他の施設ならもう少し安いでしょうか。この費用を年間の治療患者数で頭割りした金額が収支トントンの照射費用ということになります。分母に患者数が入りますから、治療患者数が増えれば増えるほど、照射費用は安くできるということ、お分かりいただけるでしょうか。

以上お分かりいただいた上で、粒子線治療2種類を比べてみましょう。

細かい理屈は前章をご参照いただきたいのですが、炭素イオン線は1人の患者に1度に当てる線量を増やし、その分患者1人の照射回数を減らすことができます。一部の肺がんでは既に1回照射になっており、研究をリードしている放医研では、照射可能なすべての固形がんについて1回照射実現を目標にしているそうです。対する陽子線の場合、その攻撃力の多くを間接効果に頼るという線の性質から、回数を減らし過ぎると、効果が足りなくなるか副作用が出るかになってしまって、限界があります。

この結果、もし充分な需要が存在する場合には、1個の施設で治療できる患者の数は、炭素イオン線と陽子線とで大きな差が出ることになります。つまり、炭素イオン線は患者を増やして費用を安くすることが可能、陽子線では難しい、のです。

大阪府立病院機構の検討会では、現在の平均照射回数（陽子線24回、炭素イオン線11回）で年２４０日を1日8時間、９割稼働するとして、陽子線だと最大年６５０人、炭素イオン線だと最大年１４００人強を治療できると想定しています。対象患者がどれだけいるのかということに関しても「(保守的に見積もって、) 府内だけでも年間約２４００人の適応患者数を見込むことができる」と書いています。炭素イオン線を年１４００人に照射したら１人１５０万円へと半額以下に値下げしても年21億円と採算ラインを超えます。陽子線は６５０人に対して２５０万円まで下げるのがやっとです。

なお、この年２４００人という想定患者数には、手術の置き換えで使われることまでは含まれていません。そのことまで考えたら、現在の施設数を前提にする限り、捌ききれないほどの需要があることは間違いないのです。１人あたり照射回数が8回まで減るか、あるいは施設の稼働量を25%程度増やせば、炭素イオン線の方は１人１００万円を切れる計算です。ここまでくれば、どんな治療法にも費用対効果ですら負けないはずです。ですから、炭素イオン線に関しては費用を安くして健康保険適用ということを検討してしかるべきなのです。

健康保険適用の際に費用を安くするというのは暴論でも何でもなく、例えば内視鏡手術支援ロボット「ダ・ビンチ」を使った前立腺がんの全摘手術に健康保険が適用された時、それまでは２００万円以上の費用を徴収している施設もあったのに、保険で認められた費用（診療報酬の加算額）は54万2千円でした。

なぜ、こんな重大な事実が無視され、陽子線と炭素イオン線は一緒くたにされているのでしょう。

こんな不可解極まりない話も、我が国で重粒子線治療が辿ってきた数奇な運命を知れば、「そりゃそうだろうな」という感想になります。医療界の主流派から嫌われ理不尽な扱いを受けるだけの素地があり、そしてそんな理不尽な扱いを受けても生き残ってきた強さがあり、支えてきた人々の情熱があり、そして今回の先進医療を巡る動きは正真正銘のピンチだけれど一般の患者・国民が隠れた構造に気づけばチャンスに変えられること、知っていただきたいと思います。

この章の最後に、重粒子線（炭素イオン線）治療と陽子線治療とでは、これまでに説明してきた線の性質以外にも大きな違いがあるということを分かっていただくべく、それぞれが世界でどういう状況になっているかの表をお示しします。

一目瞭然、重粒子線（炭素イオン線）をリードしているのは日本で、一方の陽子線をリードしているのは米国です。

世界で稼働中と建設中の粒子線治療施設

Particle Therapy Co-Operative Group の 2015 年 8 月 31 日現在の集計（治療人数は、ほぼ 2014 年 12 月 14 日現在）。日本の施設に関しては筆者で補った。

重粒子線（炭素イオン線）稼働中

国	都市（日本の場合は設置主体）	治療開始年	累積治療人数
日本	放医研	1994	8841
日本	兵庫県立粒子線医療センター（陽子線と併設）	2002	2146
ドイツ	ハイデルベルク	2009	1723
日本	群馬大学	2010	1486
イタリア	パーヴィア	2012	318
日本	佐賀・九州国際重粒子線がん治療センター	2013	547

重粒子線（炭素イオン線）建設中

日本	神奈川県立がんセンター	2015
中国	蘭州	2015
オーストリア	ウィーナー・ノイシュタット（陽子線と併設）	2016
日本	医療法人協和会（大阪府立病院機構）	2017
韓国	釜山（陽子線と併設）	2018
日本	山形大学	2019

陽子線　稼働中

カナダ	バンクーバー	1995	182
チェコ	プラハ	2012	357
中国	淄博	2004	1078
中国	上海	2014	13
英国	クラッターブリッジ	1989	2626
フランス	ニース	1991	5205
フランス	オルセー	1991	7004
ドイツ	ベルリン	1998	2525
ドイツ	ミュンヘン	2009	2307
ドイツ	ハイデルベルク	2009	824
ドイツ	エッセン	2013	139
ドイツ	ドレスデン	2014	50

国	都市（日本の場合は設置主体）	治療開始年	累積治療人数
イタリア	カタニア	2002	350
イタリア	パーヴィア	2011	111
イタリア	トレント	2014	5
日本	国立がん研究センター東病院	1998	1560
日本	兵庫県立粒子線医療センター（重粒子線と併設）	2001	4652
日本	筑波大学	2001	3416
日本	静岡県立静岡がんセンター	2003	1757
日本	南東北がん陽子線治療センター	2008	2797
日本	メディポリス国際陽子線治療センター	2011	1317
日本	福井県立病院	2011	428
日本	名古屋陽子線治療センター	2013	627
日本	相澤病院	2014	—
日本	北海道大学	2014	—
ポーランド	クラコフ	2011	85
ロシア	モスクワ	1969	4368
ロシア	ペテルスブルク	1975	1386
ロシア	ドゥブナ	1999	1069
南アフリカ	NRF - iThemba Labs	1993	524
韓国	イルサン	2007	1496
スウェーデン	ウプサラ	2015	—
スイス	ビリゲン	1984, 1996, 2013	7364
台湾	台北	2015	—
米国	ロマリンダ	1990	18362
米国	サンフランシスコ	1994	1729
米国	ボストン	2001	8107
米国	ブルーミングトン	2004-2014	2200
米国	ヒューストン	2006	5838
米国	ジャクソンビル	2006	5376
米国	オクラホマシティ	2009	1690
米国	フィラデルヒア	2010	2522
米国	シカゴ	2010	1782
米国	ハンプトン	2010	1200
米国	ニュージャージー	2012	1168

国	都市（日本の場合は設置主体）	治療開始年	累積治療人数
米国	シアトル	2013	420
米国	セントルイス	2013	149
米国	ノックビル	2014	100
米国	サンディエゴ	2014	220
米国	シュリーブポート	2014	28
米国	ジャクソンビル	2015	22

陽子線　建設中

オーストリア	ウィーナー・ノイシュタット（重粒子線と併設）	2016	
中国	上海	2018	
中国	北京	2018?	
フランス	ニース	2015	
インド	チェンナイ	2018	
日本	大阪陽子線センター	2016	
日本	津山中央病院（岡山）	2016	
オランダ	デルフト	2017	
オランダ	グローニンゲン	2017	
ポーランド	クラコフ	2015?	
ロシア	プロトビノ	2015?	
サウジアラビア	リヤド	2016	
スロバキア	ルジョムベロク	2015?	
韓国	ソウル	2015	
韓国	釜山（重粒子線と併設）	2018	
台湾	台北	2018	
英国	マンチェスター	2018	
英国	ロンドン	2018	
米国	ニューブルンスウィック	2015	
米国	オーランド	2015	
米国	オクラホマシティ	2015	
米国	フリント	2015	
米国	ボルチモア	2016	
米国	ロチェスター	2015	
米国	フェニックス	2016	
米国	クリーブランド	2016	
米国	アトランタ	2016	

国	都市（日本の場合は設置主体）	治療開始年
米国	アーバイン	2016
米国	メンフィス	2015
米国	ダラス	2016
米国	シンシナティ	2017
米国	ワシントン D.C	2017

第3章

幸運の連鎖が生んだ奇跡の装置

ＨＩＭＡＣの成果によって、日本はがんの重粒子線治療で世界のトップランナーになっています。しかし、ＨＩＭＡＣの歩んだ道のりを振り返ると、最初から成功が約束されていたわけではなく、人と時代の巡り合わせに極めて恵まれていて、一歩間違えたらどうなっていたか分からないことに気づかされます。何しろ当初は、がん医療の主流派たちから予算泥棒扱いされていたくらいです。

1　対がん10カ年総合戦略に潜り込めた幸運

ＨＩＭＡＣは、中曽根康弘内閣の１９８４年度から始まった「対がん10カ年総合戦略」（以降は「10カ年戦略」と記載）に重点研究課題として「放射線治療の先端的技術の開発と応用に関する研究」が盛り込まれ、その一環として立案されたというのが一般的な説明で、２００７年に発行された「放医研50年史」にも、そう書かれています。

3次にわたって計30年間実施された10カ年戦略の第1次分には、文部省分として２３４億円、科学技術庁分として６１０億円、厚生省分として１８０億円が投じられました。うち、ＨＩＭＡＣ建設には３２６億円が使われており、全体の3分の1を占めます。第2次以降も、佐々木康人・前放医研理事長（医師）が「ＨＩＭＡＣの予算獲得に苦労した覚えがない」と話すように、毎年きちんと研究予算が付き続けてきました。

これだけ見ると、10カ年戦略の仕掛け人たちが、先見の明を持ってＨＩＭＡＣ開発を進めたと解釈しそうになります。実態は全く違います。仕掛け人たちに無断で潜り込んだのです。「10カ年戦略の話が出てきた時、科学技術庁（放医研を所管）には大きなプロジェクトが二つあって、短距離離着陸機（ＳＴＯＬ）があと2年で終わり、核融合ＪＴ－60がその年で終了だったんです」と、1983年に準備室が設置された時に唯一の専任室員となって以来、退官までＨＩＭＡＣに携わり続けた元放医研研究総務官の河内清光氏（物理学博士）は言います。ＨＩＭＡＣ建設の際には、照射ポート開発担当の医用重粒子線研究部第3研究室長でした。科技庁が新しい目玉事業を欲しかったところに、「がん対策に使える」巨大事業計画だったため、お神輿として担がれたというのです。

佐々木氏も「放医研の所管が科技庁だったというのは大きかったかもしれません。文部省なら国立大学、厚生省なら国立病院やナショナルセンターがいくつもあって、公平性を考えるので、一つひとつのプロジェ

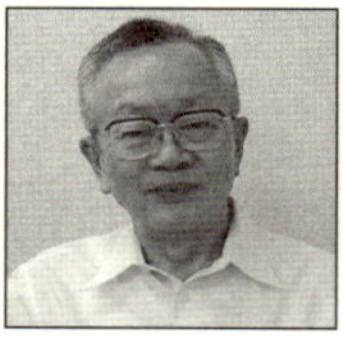
河内清光氏

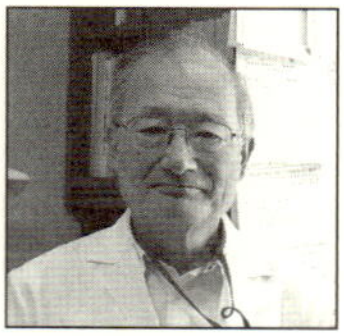
佐々木康人氏

クトが小さくなります。科技庁所管で臨床医療研究を行っていたのは放医研だけで、予算を集中的に付けることができたのでしょう」と言います。

戦略で読めない

ただし実は、科技庁がお神輿として担げるようになるまでに、ひと悶着ありました。

「当時の放医研は年間予算が60億円しかありませんでしたから、何百億円という予算を獲得するには対がん10カ年戦略に位置づけることが絶対に必要だと思いましたけれど、戦略にそういう項目が書かれていないので読めない（予算を付けられないという意味）と分かって、目の前が真っ暗になりました」と、HIMAC最初の予算である概念調査費400万円が付いた時に放医研の企画課長だった間宮馨氏は振り返ります。

間宮氏は、1969年に京都大学大学院工学研究科の修士課程を修了してから科学技術庁入り、カナダ大使館勤務を経て1983年3月に放医研へ着任するまでは主に宇宙開発分野に携わっていました。後に科技庁の原子力局長を務め、最終的には文部科学審議官で退官しています。

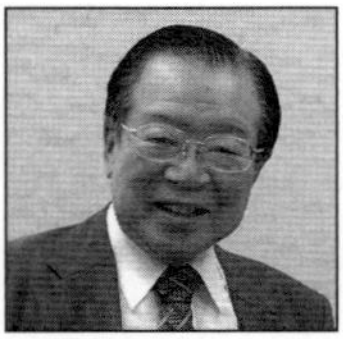
間宮馨氏

「言えること言えないこと含めて阿修羅のごとく動いて、なんとか読めるように巻き返しました。後で分かったことですけれど、たまたま厚生省も大型施設をやりたかったから、押し返せたんです。それが何より大きなことです。ただ、その後もドラマチックな話の連続で、針の穴を七つぐらい通すようなことでした。最初に付いた調査費は、たった数百万円でしたけれど、全体では200億円を超えることが分かっている話でしたから局長折衝まで行って、しかも折衝の前の晩に局長が『むつ』(※)の問題で辞任したんです。命が縮む思いで、一晩中庁内を駆けずり回ったことを覚えています」

※日本初の原子力船だったが、1974年に青森県沖の太平洋上で行われた初の原子力航行試験中に放射線漏れを起こし、社会問題化した。修理を経てきちんと航海できたのは1991年の1年間だけで、1993年に原子炉が撤去された。

本命はがん遺伝子だった

間宮氏の言葉の意味を理解するには、10カ年戦略の成り立ちを知る必要があります。

ヒラの代議士時代から「総理になったら何をするか」計30冊の大学ノートに書き溜めていたという中曽根氏は、82年に政権をスタートさせました。前年にがんが日本人の死因1位となる一方で、「がん遺伝子」が相次いで発見され、間もなくがんを克服できるようになるという楽観的な見通しが専門家から聞かれるようにもなっていた時代でした。
中曽根氏は、後年、10カ年戦略をブチ上げた理由を尋ねられ、「地震、台風などの自然災害とともに、がんは日本人の宿命的な問題だ。特にがんは人間の力で克服すべきであり、がんとの闘いこそ政治の目標だと決意していた。そこで、ひそかに専門家を集め、総合戦略構想を打診したら、『そんな発想をした政治家はいなかった』と激励され、決断した。がん研究は外国、特に米国が進んでおり、優秀な人材を米国に派遣し、先端研究を日本に導入することに努めた」と話したそうです。（※1）
この「ひそかに専門家を集め」に関して、当時の厚生省官房長だった幸田正孝氏は、「中曽根総理のところへ呼ばれまして、杉村先生のおともをして総理の執務室に行った記憶があります。（中略）杉村先生が火をつけて、中曽根総理がそれに乗って、それではとなった」と語っています。（※2）

※1　２０１１年4月の日本泌尿器科学会総会 http://www.yomidr.yomiuri.co.jp/page.jsp?id=41162
※2　がん研究振興財団の機関紙『加仁』37号

「杉村先生」とは、当時の国立がんセンター研究所長、後に国立がんセンター第7代総長となった杉村隆氏のことで、89年に出版されたノンフィクション『ガン回廊の炎』(柳田邦男著)に、以下のような記述があります。少し長くなりますが、引用します。

――(1983年2月21日の衆院予算委員会で)中曽根は、次のようにかなり積極的な発言をした。

「アメリカあたりでは、前のカーター大統領でありましたか(注、ニクソン大統領の誤り)、政府が相当な金を出してガンだけを撲滅しようというんで措置をとったという記憶がございます。

このガンの問題については、全国民関心の重大問題でございますから、もっと内閣全体としての、ガンという問題にどういうふうに対抗していくかということをやってみたいと実は考えておったところでございます。

近く各省の事務次官に来てもらって説明を受けますが、それを経た上で、じつは私自身が科学者、医学者の専門家の話を直接聞いてみて、自分自身でも、この問題を勉強して、どういうふうにやっていこうか。少なくとも全国民の生命、財産を預かっておる政府としては、内閣全体として立ち向かうべき問題である、そういうふうに考えておるところでございます」

（中略）

中曽根は二月二十一日の衆議院予算委員会が終わると、その日の夕刻、厚生事務次官の山下眞臣を呼んで、

「どうすればガン研究が飛躍的に前進するか、チエを出してほしい」

と指示した。

（中略）

一口にガン対策といっても、発ガンの謎解きという基礎研究から、早期発見のための診断法の開発や集団検診のキャンペーン、各種ガンの治療法の向上と開発、さらにはターミナルケアへの取り組みに至るまで、多岐にわたっている。中曽根からはそのどれをやれというのかがまだ明示されていなかったのである。

そこで厚生大臣の林が中曽根の意図を聞いてくることになった。

林が聞いてきた中曽根の考えというのは、「ガンの原因解明」という、ガン対策の最も根本的な問題に取り組めということだった。

（中略、これを受けて厚生省の官僚が杉村氏を訪ね、がん研究を進めるための方策を尋ねる）

杉村は世界的なガン研究の現状について、熱心に説いた。

それによると、発ガンのメカニズムの研究は、この四年ほどの間に遺伝子レベルでの解明にまで進み、人間のガン遺伝子も発見されるなど、劇的な進展をみせており、まさにテイクオフ（離陸）の段階にあるといってよい。アメリカが先端的な研究をリードしているが、日本も懸命にキャッチ・アップしつつある。こういう時期に官民一体となってガン研究に取り組む体制をつくれば、成果も上がると思う、ということだった。

（中略）

戦略の策定は、急ピッチで進められた。（中略）国立がんセンター総長の石川七郎を議長に、大阪大学学長の山村雄一を副議長に据えた十名の委員から成る「がん対策専門家会議」が設置された。（中略）研究テーマについては、専門家会議とは別に、癌研究会研究所所長で専門家会議の委員でもある菅野晴夫を班長に、総勢五十名の臨床医、研究者が六つのワーキング・グループに分かれて検討した。

（中略）

「対がん十カ年総合戦略」は、六月七日のがん対策関係閣僚会議で決定された。（中略）異例のスピードでまとめられた国家プロジェクトだった。

ただ、この年は、すでに昭和五十八年度予算が成立していたため、その枠内で計画の実施をはかり、総合戦略の正式な初年度予算は、昭和五十九年度から組まれることになった。——

がん遺伝子の研究を進めたかった杉村氏の進言を総理が採り入れたことから、10カ年戦略は成立したものだったのです。

決められた重点研究課題は、次の6分野でした。

①ヒトがん遺伝子に関する研究
②ウイルスによるヒト発がんの研究
③発がん促進とその抑制に関する研究
④新しい早期診断技術の開発に関する研究
⑤新しい理論による治療法の開発に関する研究
⑥免疫の制御機構および制御物質に関する研究

重粒子線治療装置は、⑤として解釈するのが可能かもしれないという程度のものだったこと、お分かりいただけると思います。ちなみに『ガン回廊の炎』は600ページもある大著ですが、重粒子線の「じ」の字も出てきません。

こうして対がん10カ年戦略は、がん遺伝子研究者たちの主導で、がん遺伝子研究を想定して作られました。このままでは重粒子線治療施設建設が不可能なところを、間宮氏が巻き返したこと、その際に厚生省の協調があったらしいことは既に書きました。

羨望怨嗟の的に

厚生省が、最終的に326億円も使うことになる超巨大プロジェクトが出てくると把握して協調したのか、定かではありません。
後年、厚生省所管である国立がんセンターの阿部薫総長(第9代)は「放医研が予算を半分持って行っちゃったから、私たちの研究費がない」と冗談めかして佐々木氏に言ったそうです。
HIMACで臨床研究が始まる直前に放医研を重粒子線治療センター長で定年退職した恒元博医師も回想録に
――末舛恵一先生(国立がんセンター総長、注・第8代)にお会いした時、「放医研はひどいよ。がん対策予算の半分以上を持っていったのだから」と、当時を思い出しながら話してくれた。

（『すずろ物語』平成十五年六十四号「癌の治療と放射線」〝重粒子線治療の研究〟より）――と記しています。

二代続けて国立がんセンター総長が同じことを言うほど、HIMACは羨望と怨嗟の対象となっていたことがうかがわれます。構想の全体像が最初から知れていたら、妨害されていても不思議はありませんでした。

STOLの予算に紛れ込ませる形で概念調査費を確保した間宮氏は、こう考えていたと言います。「がん遺伝子の成果なんて何も出ないだろうから、重粒子線治療を10年で臨床まで持っていけば、10カ年戦略の成果として持ち上げざるを得なくなり、その先も続くだろう、と」

人によっては鼻白みそうな予測ですが、結果的に、その通り進みました。恒元氏は、間宮氏のことを、こう評しています。「研究者の弱点をよく知っていて、とことんイジメられましたけれど、予算はきちんと取ってきてくれました。素晴らしい方でした」

間宮氏が掲げた「10年で臨床」実現のため、現場では大変な苦労や冒険がありました。それは後ほど紹介することにして、ここで少し脱線し

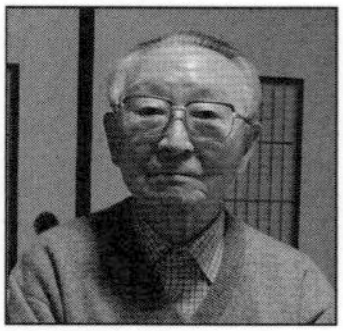
恒元博氏

て、なぜ間宮氏が「がん遺伝子の成果は出ない」と確信していたのかを紹介します。それまでの宇宙開発の経験から自明だったのだと言います。

「宇宙では、時間とその時の状態を厳密に規定しないと何もできません。目標も、ある年限を区切って、どういう状態を実現するのか明示する必要があります。逆に言うと、時間と状態の規定がない『目標』は、目標と呼ぶに値しません。医療の世界で『戦略』と呼ばれているものは、言葉に酔っているだけで時間と状態の規定がないものばかり。成果が出るはずありません」

がん遺伝子分野で成果が出なかったことは、ＨＩＭＡＣに予算が付き続けることにつながったという面から見れば幸運でしたが、国の医療研究予算のあり方としては考えさせられる指摘です。

構想は１９８０年から

話を戻すと、いくら間宮氏が剛腕官僚でも、着任後半年足らずでゼロから予算要求をできるはずがありません。実は放医研は既に１９８０年の時点で重粒子線治療に関する報告書をまとめ、その導入をめざしていました。

当時の放医研は、サイクロトロンを使って、陽子線と速中性子線によるがん治療を臨床研究していました。そして世界を見渡すと、次世代の治療装置として有望そうに見えていたのが、1章の最後にちらっと触れたパイ中間子と重粒子線の二つでした。どちらも高LET線です。

パイ中間子は、1974年に米ロス・アラモス研究所で治療が始まったのを皮切りに、スイスとカナダの計3カ所で臨床研究が行われていました。現在では、その名を知る人は少なくなりましたが、故・湯川秀樹博士がその存在を予言し日本人ノーベル賞第1号となったため、当時の日本ではよく知られた粒子でした。原子核の中で陽子と中性子をくっつけるノリのように働いています。読売新聞社などが熱心に国内導入の旗を振っており、医師と医学物理士のペアを1年おきに3研究所のどれかへ留学させたりもしていました。この留学経験者はユニークな人材揃いです。本書にも何人か出てきます。

一方の重粒子線は、10カ年戦略が立ち上がるより30年近くも早い1957年に、米国のローレンス・バークレイ国立研究所（LBL）でヘリウムイオン、1977年からはネオンイオンによる臨床研究が始まっていました。

こうした諸国の情勢を見ながら、日本医学放射線学会や放医研でも1975年ごろから、どちらを導入すべきかの検討が始まっていました。頭数だけみれば「パイ中間子派の方が優勢で、梅垣先生がパイ中間子は良くないと言っていましたけれど、マイナーな意見でした」と佐々木氏は言います。梅垣先生とは、放医研臨床研究部長を1980年まで務めていた故・梅垣洋一郎医師のことです。東大医学部卒業の梅垣氏は、国立がんセンターが発足した時に39歳という若さで信州大学放射線科教授から病院外来部長へと抜擢され、がんセンターに残っていればいずれは総長と目されていながら、放医研にサイクロトロンができる時に移籍したという経歴を持っています。HIMACを語る上で、梅垣氏のことは欠かせません。

梅垣氏を放医研へ招聘する役割を担ったのが恒元氏で、その恒元氏らが比較検討した結果、放医研は重粒子線装置を選択するという結論を出しました。

先ほど名を挙げた世界の先行施設はどれもHIMACが治療を開始する前に研究を終了しており、特にパイ中間子の3施設は散々な結果で、その後、二度と研究しようという動きが出てくることはありませんでした。そのことを考えると、多勢に無勢の中で、重粒子線を選択し推進したことは、高く評価されてよいと思われます。圧倒的にリードしていた米国は、これらの高LET放射線施設で結果が出なかったことから重粒子線を見切ってしまい、その後の粒子線治療研究が陽子線一本やりになりました。この米国の判断ミスによって、放医研が世界のトップランナーになれたという幸運もあったのです。

ただし放医研が重粒子線照射施設の構想をまとめた当時、すぐ実現するとは考えられていませんでした。１００億円単位になる施設規模は放医研の身に余りましたし、広島・長崎の原爆被害やビキニ環礁での第五福竜丸の被曝、さらに74年に発生した原子力船「むつ」の放射線漏れなどがあり、原子力へのアレルギーの強い世論や政治の理解を得るのも難しそうでした。そこに天佑のように降って湧いたのが、対がん10カ年戦略だったのです。

2 機が熟していた幸運

対がん10カ年戦略に首尾よく潜り込んだ後も、本当に造れるのかというのが実は大問題でした。前述のように米国ＬＢＬで重粒子線治療は既に行われていましたが、それは物理実験用の加速器に医療用の施設を後からくっ付けたもので、医療専用施設というのは世界初、独自に開発しないといけない部分が相当あったのです。

たまたまその時、必要な技術開発を進めていた人物が、東京の西の郊外で無聊《ぶりょう》をかこっていました。

間宮氏は言います。「インテグレートする人が必要だったんですけれども、放医研には、その人材がいませんでした。有能でゲットできる人はいないかと探しまして、この時に初めて『加速器屋』という存在を知りました。彼らは香具師と同じなんですね。香具師って、祭のある所に集まるじゃないですか。施設に所属するんではなくて、イベントに付いて動く。平尾さんのことは誰かから紹介されて、それで施設見学とかなんとか口実を作って核研まで会いに行って、この人にお願いするしかないなと思いました。メーカーを全部掌握してて人望がありましたし、丁度その時に核研のプロジェクトが挫折したところでした。こっちでやりませんか、と打診したら、嬉々として来られましたよ」

「平尾さん」とは、後に医師以外で唯一の放医研所長を務めることになる物理学博士の平尾泰男氏で、「核研」とは、東京大学原子核研究所の略称です。

放医研50年史には、以下のような記述があります。

――1977年、核物理学研究の将来計画として高エネルギー重イオン加速器計画が東大原子核研究所から提案された。学際研究としてがん治療への応用研究が含まれていた。しかし、当時は強集束型重イオンシンクロトロンが世界的に実現していなかったことから、わが国の加速器研究者たちはその建設を困難とした。しかし東大原子核研究所の平尾泰男を中心とするグループでは、強集束型重イオンシンクロトロンの建設に向けて必要なR&D（筆者注・研究開発のこと）の全てを成功裏に実施した。（中略）HIMAC建設を進める際、これらの開発研究の成果は、それを実施した人材とともに決定的に重要であった。おそらく、東大原子核研究所での開発経験が無ければ、HIMACの建設は不可能であったと言っても、言い過ぎではなかろう。――

核研は、55年から97年まで田無市（現・西東京市）にあって、サイクロトロンと電子シンクロトロンを保有する全国共同利用制の研究所でした。平尾氏はその教授で、二重にシンクロトロンを積み重ねた「ニューマトロン」という高エネルギー重イオン加速器建設を提案していたのです。シンクロトロンを二重に積むと、リングからリングへ粒子を受け渡すことで単リングの時以上に加速できたり、2種類の粒子を同時に加速して相互作用を見たりというようなことが可能です。ニューマトロンは、その敷地面積がHIMACの3倍以上という壮大な計画でした。

平尾氏は、放医研50年史にある通り、ニューマトロン計画実現のため必要な構成要素の試作と実証実験を進めていた他、先行して重イオン加速器を運用していたLBLへ教室員を留学させて様々なノウハウを学ばせていました。LBLでは、加速器の運転資金を賄うため医学利用を受け入れていました（それこそ57年からのヘリウムイオンと77年からのネオンイオンによる臨床研究でした）ので、ニューマトロンも医療利用される構想でした。１９７９年5月に京都で開かれた「日米がん協力事業『高ＬＥＴ放射線治療およびその関連領域部会』セミナー」では、医療専用シンクロトロンの設計図を発表、その設計図は80年に放医研が出した報告書に採用されるなど、精力的に活動していたのです。

しかし、このニューマトロン計画は実現しませんでした。

核研を母体として71年に発足した高エネルギー物理学研究所（以下、高エ研と表記）の提唱する「トリスタン」計画と予算の獲得競争になり、敗れたのです。82年のことです。ニューマトロンが大きな元素の原子核を研究対象とするものだったのに対して、トリスタンは原子を構成する小さな粒子を研究対象とするものでした。

ニューマトロン計画の推進側にいて、計画が消滅した後、「若い研究者や学生が行き場をなくさないよう」高エ研へ「人柱のように」移籍したという中井浩二・元東京理科大教授（旧高エ研名誉教授）は以下のように記しています。

――ニューマトロン計画による新しい原子核物理は、言わば核物質の物性物理である。今日に至ってもなお未開拓の興味ある主題である。しかし、具体的にどのような研究を展開するかということについては、はっきりした見通しを語れるものではなかった。これに対しトリスタンでは、トップクォークの探査という明確な目標があった。(アルス文庫『原子核科学の半世紀』より)——

言及されている「トップクォーク」とは、小林誠・益川敏英両氏の理論によって存在が予言されていた素粒子で、その存在を確かめることができたならば両氏にノーベル賞が与えられるのは確実だろうというものでした。いわば錦の御旗になりやすかったのです。ただし予想以上にその質量が大きかったことから、トリスタンでは存在を確かめることができず、95年になって米国のフェルミ国立加速器研究所の実験で存在が確かめられました。2008年に、2人へノーベル物理学賞が授与されたことは、ご存じですね。

対するニューマトロンへは、期待していたような医療界からのサポートもありませんでした。中井氏は記します。

——平尾さんが高エネルギー重イオンの医学利用の可能性についてお医者さんのグループと話しあう懇談会について行ったことがある。平尾さんは、高エネルギー重イオンビームの特徴を丁寧に説明された。しかし、お医者さん達の反応は冷たいものであった。重イオンビームを使うと、生体内で軌跡に沿って付与するエネルギー分布には1㎜以下の鋭いブラッグピークができるので、鋭いメスを使って治療することができると言えば、Ａ教授は「癌の形や位置を１㎜というような精度で知る方法はないので診断治療にそんな精度は必要ない」と言われるし、Ｂ教授は「１㎜の精度で見ると体内の臓器のほとんどは動いていて固定することは無理である」と言われる始末で、どうにもならないという印象であった。（アルス文庫『幻のニューマトロン計画が拓いた核物理の地平』より）——

平尾氏の無念さは想像するに余りあります。

機敏に動いた放医研

一方で放医研は、ニューマトロン計画の頓挫をチャンスと捉えました。

平尾氏が79年にニューマトロンの片手間で書いた医療専用重イオン加速器の設計図を使ってＨＩＭＡＣの予算を要求し、予算が認められてからは、平尾氏自身の招聘を図ります。当時の寺島東洋三所長は、部を統合して１個減らし、代わりに医用重粒子線研究部を発足させるという三顧の礼を示しました。

河内氏も「核研に残っていても面白いことはないはずなので、こちらが魅力的な案を示せば来ていただけると思いました」と話します。ＨＩＭＡＣを設計変更して、ニューマトロンと同様にシンクロトロンを二段重ねにして物理実験にも使うという案を平尾氏に示したと言います。それは狙い通りに平尾氏の心を掴みましたが、恒元氏は「思い返してつらかったことなんてほとんどありませんけれども、強いて言えば、リングを積むよう設計変更した時には建設委員会で責められて、つらかったですね」と述べており、平尾氏を迎えるため、どれだけ苦労したか分かります。

ちなみに、二重リング自体は「平尾先生を呼ぶには、それしかないかなと考えただけのことで、HIMACの後で建設された他の粒子線施設で踏襲されてないのは、がん治療のためだけなら要らなかったからですよ」と、河内氏は明かします。「もっともらしい説明をするのが大変で、二つあれば位相を反対にすることで電気の変動がキャンセルできて安定するという風に言うことにしました」。ただし完全なムダということではなく、二つのリングは、垂直照射用と水平照射用に使い分けられ、安定稼働に貢献しました。また、リングを二つにしたことが、後年、画期的な技術開発につながることにもなります。後ほど6章で紹介します。

こうして、ニューマトロン計画のための研究を手掛けていたメンバーと共に、平尾氏は87年に医用重粒子線研究部長として放医研へ移籍します。放医研は、行き場を失っていた日本最高峰の加速器屋たちに「祭」の場を提供し、その能力を手に入れたことになります。もしもニューマトロン計画が実現していたならば、チーム平尾が放医研へ移籍することはなく、そして医師が在籍せず物理実験を主目的としていた核研のニューマトロンがＨＩＭＡＣ同様の臨床成績を上げられたとも思えないので、ニューマトロンの挫折は日本にとって幸運だったのでしょう。

ＬＢＬ留学後に平尾氏の後を追って核研から放医研入りした山田聰・元放医研加速器物理工学部長（物理学博士、現群馬大学重粒子線医学センター客員教授）も「私はニューマトロンがやりたくて加速器の道に進んだ人間ですけれども、今となってはニューマトロンよりＨＩＭＡＣが出来て良かったと思いますね」と言います。ＨＩＭＡＣ建設時には、イオン源から直線加速器までを担当する医用重粒子線研究部第1研究室長を務めました。「ニューマトロンに比べれば規模が小さいですから、私の担当分野で苦労したという記憶がないんですよね。物理実験用と違って医療用だから、トラブルが起きた時すぐ原因究明でき、すぐ復旧できる必要があるんだということをメーカーに理解してもらって、そんな仕様で造ってもらうのに少し時間がかかったくらいで」。余談ながら山田氏は後年、施設小型化のカギとなる直線加速器

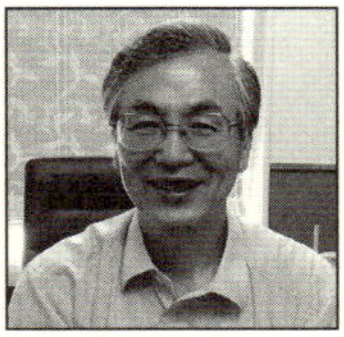
山田聰氏

の改良に成功、そこから群馬、佐賀、神奈川、大阪、山形と一気に施設整備が進むことになりました。

バブル絶頂の強欲

放医研は欲張りでした。「能力の高い人をひき付けられる魅力的な施設にしたい」と、二重リング以外にも設計変更を繰り返しました。当初総額230億円でスタートしたはずの費用はどんどん膨れ上がり、しまいには400億円を超えてしまいました。当然、大蔵省は怒ります。

「科技庁担当の主査に『そんな訳分からん装置を作りたいという人殺しの医者を連れて来い』と言われて出向いたり、主計局次長に『科技庁はヒドイ所ですね。むつの解決もしてないのに、なんでこんなもの持ってくるんですか』と言われたりしました」と恒元氏は振り返ります。色々と査定で削られましたが、それでも最終的な費用は326億円に達しました。

河内氏は「結局、平尾先生自身が予算増額に苦労されてましたよ。何度もお金が足りず完成が延びそうになりましたけれど、予算が満額認められなかった年に限って補正があったりして、とにかくラッキーでした」と言います。

こんな野放図なことが許されるほど日本経済が好調で財政も健全だったという時代の幸運を見逃すことはできません。「バブルの弾ける直前に完成していますから。今だったら絶対にできませんよ」と鎌田正・現放医研重粒子医学センター長は言います。HIMACは94年6月から治療を開始していますが、その直前の90年度から93年度までは赤字国債が発行されていません。今となっては夢のような話です。「ジャパン・アズ・ナンバーワン」という言葉に、多くの人が違和感を持たなかった時代、バブル経済の絶頂へと向かっている途中でした。

こうして、放医研は無事HIMACを完成させます。しかし完成直前の92年、35年も先行して重粒子線の臨床研究をしていたLBLが、目ぼしい成果を出せないまま研究を終了してしまいます。HIMACも失敗するに違いないという見方が医療関係者の大勢を占めました。実際には1章で説明したように大成功します。何がLBLと放医研の明暗を分けたのでしょうか。

HIMAC完成に合わせて放医研へ招聘され、重粒子治療センター治療・診断部長として臨床研究の陣頭指揮を執った辻井博彦医師（後にセンター長から理事）は、LBLについて「臨床試験のデザインが悪かったよね。当時としては夢の放射線と言われて仕方なかったのかもしれないけれど、今になればなぜこんな症例に、という胃とか食道とか膵臓とか適応にならないだろうものばかり」(ただし、食道がんと膵臓がんは、今ではHIMACの治療対象になっています)と言います。北海道大出身の辻井氏は、先ほど説明したパイ中間子留学組の1人で、直前まで筑波大陽子線医学利用研究センター長として陽子線の臨床研究を指揮していました。

辻井氏の北大の後輩で、辻井氏に引っ張られて放医研へ異動してきた鎌田氏の見方は少し違います。「LBLは早過ぎたんだと思います。CTは出たばかり、MRIはない、PETもないでは、腫瘍の位置を確かめようがありませんから、いくら重イオン線の線量分布が良いと言っても、活かしようがありません。放医研が始めた時は、CTの性能が良くなってたし、MRIやPETも普及し始めていました。丁度良いタイミングでスタートできたと思います」

ニューマトロン計画への協力を取り付けようとした平尾氏に対して、医学部教授たちが冷ややかな反応だったことを思い出していただいても、鎌田氏の見方は妥当でしょう。

そもそも腫瘍に合わせて良好な線量分布を実現するような治療計画を作るにはコンピュータの助けが絶対に必要で、その性能も90年代に入ってからは日進月歩でした。

後から振り返れば、すべてが良いタイミングでした。機が熟していたとしか言いようがないのです。

3　期待されていなかった幸運

間宮氏が描いたビジョン通り、第1次10カ年戦略終了直後の1994年6月に臨床研究を開始したHIMAC。しかし既に書いたように、がん医療の主流派たちから全く期待されていませんでした。何しろ重粒子線治療のフロントランナーだったLBLが、目ぼしい治療成績を上げられないまま92年、加速器の運転終了と共に重粒子線治療の研究から撤退していました。

鎌田氏は言います。「アメリカでさえ高LET線でダメだったのに、今さら何を始める気だ、予算を無駄遣いして、と当時は本当に白い眼で見られていました。関わっている人たちにしても、国家的プロジェクトだから全く無関係とは言わないけれど、何かあったらいつでも逃げられるようにしておこうという感じで」

そんな冷ややかな視線にさらされながらも臨床研究が開始されたのは、先ほども述べたように国の財政状況が良かったことに加え、やはり対がん10カ年戦略から臨床応用まで漕ぎ着けた唯一の成果を何の結果も出ないうちに止めるわけにいかない、との政治的意味合いが大きかったと思われます。放医研が何か失敗すれば、「予算泥棒」扱いのまま研究を潰されることは目に見えていました。

「税金を使っているということが、とにかくすごいプレッシャーだったよね」と辻井氏は振り返ります。辻井氏はあまり覚えていないそうですが、放医研に着任して早々、装置のメンテナンスを担当する所内の物理工学家たちに向かって「故障で治療できないようなことがあったら許さない」と語気鋭く言い放った、とチーム平尾の一員で医用重粒子線研究部第2研究室長を務めていた佐藤健次・大阪大学名誉教授（物理学博士）は言います。

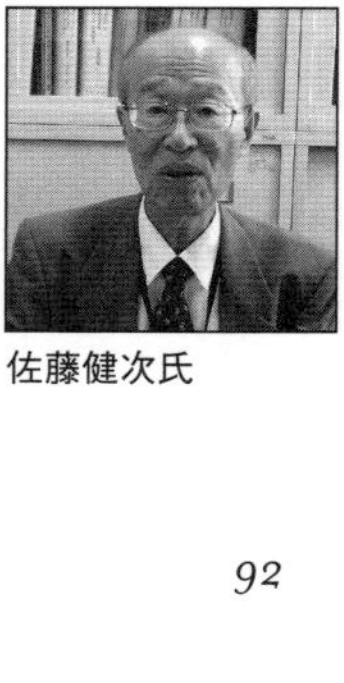
佐藤健次氏

重鎮たちをお目付役に

ＨＩＭＡＣの能力を強く信じていたのは、梅垣氏、平尾氏、恒元氏といった放医研関係者だけでした。ＨＩＭＡＣへの風当たりの強さを肌で感じつつ、一方で出てくる結果は世界から注目されることにもなると考えていた恒元氏は退官前に置き土産を残します。

「研究を支えるために権威ある組織が必要」と、当時の飯沼武・重粒子線治療センター研究室長（物理学博士、後に埼玉工大教授）のアイデアを元に、放射線治療医だけでなく外科医や化学療法の専門家、法律家などを広く巻き込んで、研究の監視と批判をしてもらう委員会を作ったのです。

それが、がん医療の重鎮たちをズラっと14人並べて90年11月26日に発足した「重粒子線治療ネットワーク会議」（次頁に委員表）でした。初代委員長には10年前に放医研を去って外部から応援を続けていた梅垣氏が就き、半年に1回ずつ開いてＨＩＭＡＣの運用をチェックすることになりました。また、その下部組織として、部位ごとにプロトコールを検討する「計画部会」も91年3月13日に発足しました。最初に臨床研究がスタートした頭頸部の班長は、頭頸部外科医の海老原敏・国立がんセンター東病院副院長（当時）でした。恒元氏は「かなり放医研に批判的でしたけれど、こういう人に理解していただけないようでは意味がない、と何度か足を運んで引き受けていただきました」と言います。なお、国立がんセンター東病院は、放医研と同じ千葉県西部の柏市にあります。

99年からネットワーク会議3代目の委員長となっている海老原氏は「私は、がんセンターに入った時に梅垣先生と一緒に働いたこともあって放射線の威力はよく知っていましたから、最初から応援していま

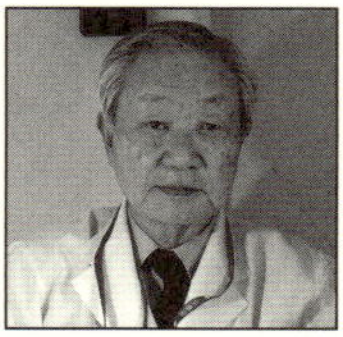

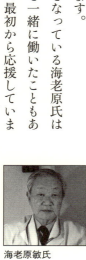

海老原敏氏

重粒子線治療の監視体制

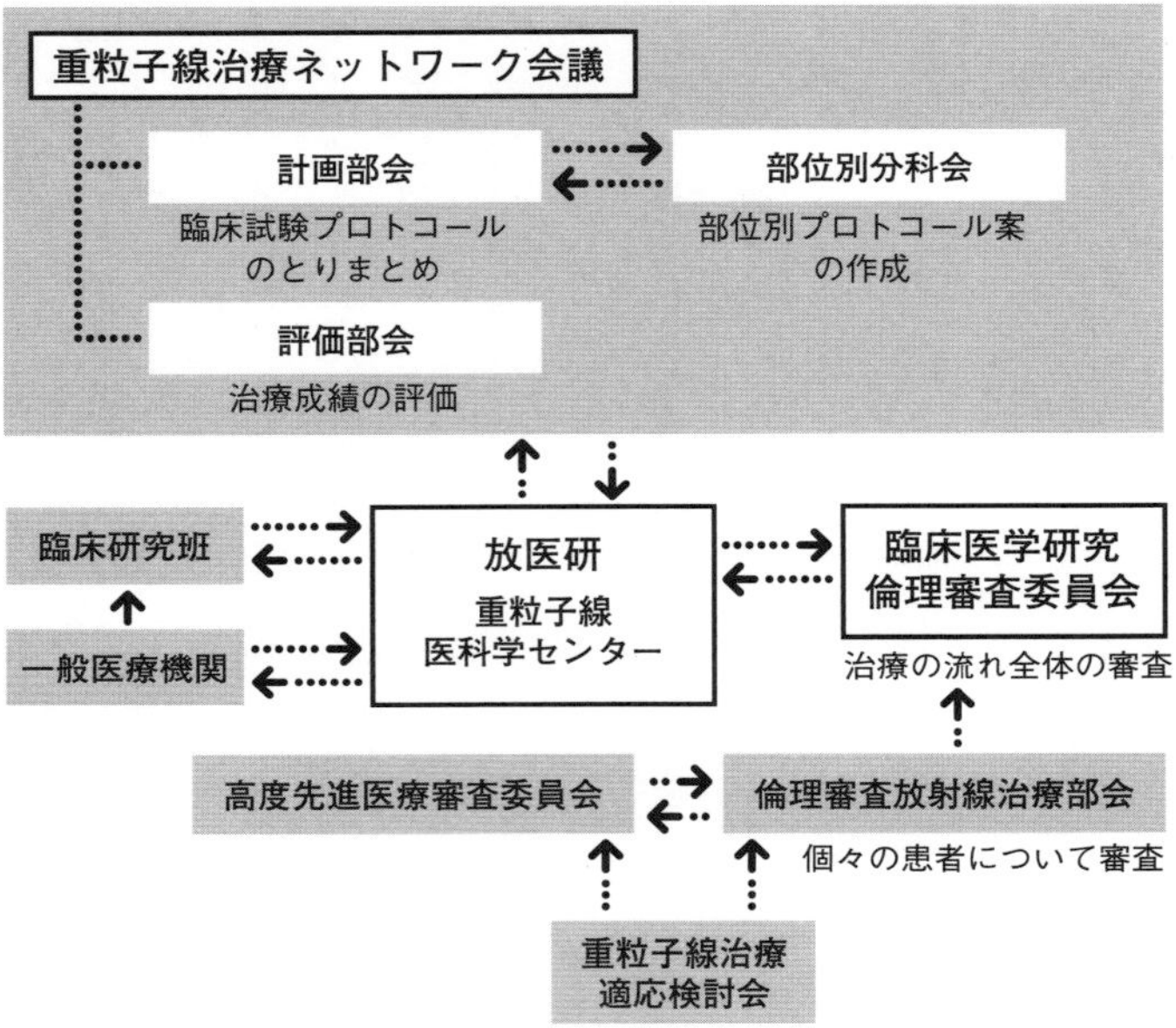

発足時の重粒子線治療ネットワーク会議委員

委員長	梅垣洋一郎	元学術会議議員
委員長代理	阿部薫	国立がんセンター東病院長
委員	阿部光幸	京都大学医学部教授
	柄川順	国立がんセンター中央病院部長
	磯野可一	千葉大学医学部教授
	小塚隆弘	大阪大学医学部教授
	児玉和紀	放射線影響研究所・臨床研究部長
	鈴木道也	千葉県がんセンター長
	末舛恵一	国立がんセンター総長
	坂本澄彦	東北大学医学部教授
	高倉公明	東京女子医科大学教授
	恒元博	放医研病院部長
	坪井栄孝	日本医師会副会長
	西満正	癌研究会附属病院長

したよ」と言いますが、鎌田氏は「海老原先生も最初から優しかったわけじゃありません。『机をひっくり返して帰るぞ』と言われたこともありますし、本当に怖かったです。それでも、めげないで色々なデータを出し続けていたら、いつの間にか患者をたくさん紹介してくれるようになったんです」と言います。

この外部からの監視体制だけでも放医研プロパーの人たちからしたら鬱陶しかったのに、放医研は加えて、臨床研究の指揮官自体を外部から招聘するという手に出ます。愛知県がんセンター放射線治療部長だった森田皓三医師（後に愛知がんセンター病院長）を重粒子治療センター長に、筑波大陽子線医学利用研究センター長だった辻井氏を同センター治療・診断部長に迎えたのです。

鎌田氏によると、梅垣氏と平尾氏で相談して「一般の放射線治療に日本で最も精通していた」森田氏と「炭素線以外のすべての粒子線治療を経験し、陽子線治療で世界をリードしていた」辻井氏に白羽の矢を立てたのだそうです。炭素イオン線に対して何の思い入れもなく厳しく見ることのできる2人でした。

特に辻井氏に関しては、平尾氏は以前から目を着けていたようで「その何年か前にも、京都で学会か何かあった時に帰りの新幹線の中で口説かれたよ」と辻井氏。「その時は即座に断ったんだけれど、しまいに断れなくなってね」

こうして放医研は「お手盛り」と言われないために最大限の努力を払いました。そして、そのことが直後に訪れる最大の危機を切り抜けることにつながりました。

新聞から袋叩きに

HIMACの臨床研究が始まって半年しか経っていない1994年12月24日付朝日新聞1面トップに、放医研を激しく非難する記事が出ます。

ポイントが極めて要領よくまとまっていて私が変に解説するより分かりやすそうなのと、記事そのもののトーンをご理解いただきたいのとで、ちょっと長いのですが、全文引用します。

――科学技術庁の「放射線医学総合研究所」（平尾泰男所長、千葉市）は今年五月、十九年にわたって続けてきた速中性子線によるがん治療研究の総合評価を行ったが、評価委員会に提出できた研究データは、これまでに照射してきた約二千人の患者のうち約五百人分にとどまっていたことが、放医研の資料などで明らかになった。一定のルールを定めないまま無計画に患者を受け入れ、まちまちの方法や線量で照射をしてきたためといい、多くの種類のがんに対する速中性子線の有効性の有無が、科学的に検証できない結果となっている。この研究は「従来の放射線では歯が立たないがんにも効果がある」と期待され、少なくとも約二十七億円の国費がつぎ込まれたが、成果をほとんど上げられないまま事実上、収束へと向かうことになった。

速中性子線は放射線の一種で、医療現場で広く使われているX線やガンマ線に比べ細胞の破壊力が強い。中性子線を利用したがん治療の研究は戦前にアメリカで始められたが、予想以上に強い放射線障害が出たために中断。戦後、イギリスなどで再開された。

日本では一九七五年から放医研がこの研究に着手。脳腫瘍《しゅよう》や骨肉腫、耳下腺《せん》がん、肺がん、食道がん、前立腺がん、子宮頸《けい》がんなどの患者を対象に照射を行ってきた。その数は、九二年十二月時点で二千四人にのぼっていた。

その後、がん細胞だけを狙い撃ちできるという重粒子線による治療装置が放医研に導入され、臨床研究の重点をこれに移すことになった。このため、速中性子線による治療を総合評価することにし、九二年に国立大学医学部の教授、がん専門医療施設の医師ら約十人の委員会を設置。今年五月、一部のがんについては従来の放射線より優れる、などとする「評価報告書」が提出された。

同委員会の委員らによると、放射線による新しい治療方法の評価は、(1)がんが消えたかを判断する局所制御率(2)照射後の五年生存率(3)照射して半年以降に起きる放射線障害の発生率――などについて、従来のX線、ガンマ線治療での同じ成績と比較して判定する。そのために臨床研究は、それぞれのがん治療について実施計画(プロトコール)を定めて同じような症状の患者を集め、照射の方法や線量、回数も一定条件の下で行われなければならない。

放医研は研究を始めるにあたって実施計画の総論を定め、「速中性子線はがん治療の有効な手段と期待されているが、統計的に証明されたわけではなく、治療の有効性を科学的に検討しなければならない」と明記していた。

ところが、評価委員らによると、実際には具体的な実施計画はごく一部の種類のがん治療にしか作られていなかった。このため、照射の方法、線量などは患者ごとにまちまちとなり、従来の治療法と科学的に比較できるデータとして提出されたのは、五百余人分しかなかった。

その結果、統計的に判定できたのは、アメリカなどでの研究で速中性子線による効果のあることがすでに確認されている耳下腺がん、X線を上回る効果のないことが確かめられた子宮頸がんなど数種類にとどまり、前立腺がん、脳腫瘍など多くのがんについては、患者のデータが足りず、有効か無効かさえ判定できなかったという。

評価委員会の委員長を務めた坂本澄彦・東北大教授は「統計的な処理をして速中性子線治療の効果を評価するには、放医研がまとめたデータは少な過ぎた。研究開始当初からの考え方が甘かったのだろう」としている。

現時点はこれで十分

森田皓三・放射線医学総合研究所重粒子治療センター長の話　全体でみれば、統計的に不十分なデータだったかもしれない。だが、きちんとした評価ができたものも一部あった。大筋の結論は、外国での研究結果などと矛盾しておらず、現時点ではこれで十分と考えている。

——

「総合評価」が行われてから半年以上も経ってからの掲載ですから、記者が元から問題意識を持って取材していたにしては、時間がかかり過ぎです。元新聞記者の筆者としては、「内情を知る関係者が、現実の情勢に何か影響を与えようとの思惑を持って新聞社にタレこんだ

（情報提供した）な」と感じます。

たかが新聞記事ではありますが、その扱いがショッキングであればあるほど、現実社会にも影響します。特に、国の予算への影響はバカになりません。知人のキャリア官僚によれば、現在でも「霞が関や永田町は、世間が思っているより、ずっと新聞に影響されますよ。関係記事を省内で回覧するので、テレビじゃダメです。世の中の人が本当はどう思っているか聴いて回る代わりに、新聞を世論の代表と見なすことにしようという、お約束で動いてますから。やりたい政策を進めるのにも、あるいは妨害するのにも、新聞に記事を書かせてしまった者勝ちですよ」だそうなので、放医研が最先端の臨床研究を行うのにふさわしくないという印象を与えたい人たちが、当時存在したということなのでしょう。

記事は、社会面にも載っていました。

――「難攻不落のがんにも効くことを証明する」と、少なく見積もって二十七億円の国費をつぎ込んだ科学技術庁・放射線医学総合研究所による速中性子線がん治療研究は、多くが科学的な検証に耐えないものだった。朝日新聞が得た資料によると、一回当たり、標準線量の二・六倍から三・三倍にのぼる速中性子線を照射していた事例もある。速中性子線はX線やガンマ線などの放射線に比べ、がん細胞の破壊力は強いが、障害発生の危険性も高く、放医研でもこの間、生命にかかわるものも含め、かなりの数の障害が発生していた。放医研側は、患者の痛みをやわらげるためにした、というが、速中性子線治療の総合評価にあたった委員らは、「こうした姿勢が、臨床研究全体を無計画なものにしてしまった」としている。

戦前、アメリカで失敗に終わった速中性子線治療が一九六六年以降、イギリスなどで再開されたのは、従来の放射線では効き目がなかったがん細胞に、速中性子線が効果を発揮することが基礎研究で確かめられたことによる。その破壊力はX線などの約三倍といわれており、正常細胞を損傷する度合いも強い。

臨床研究はその後、世界の約二十の医療施設で行われたが、イギリスとオランダでの研究の結果、重い障害を起こさずに治療の効果をあげるための照射線量の調節が難しいことが確かめられ、いくつかの施設は臨床研究を中止している。

今年三月まで放医研での速中性子線治療研究の責任者だった医師によると、放医研では速中性子線治療に際しての標準の照射方法として「一回当たりの線量は九〇センチグレイ、週三回の間隔で計十八回照射する（総線量一六二〇センチグレイ）」と定め、その上下一〇％の増減は許容していた。

ところが、朝日新聞社が入手した資料などによると、九〇年十二月十一日から二十六日まで治療を受けた男性の肺がん患者は、一回当たり二三〇センチグレイの速中性子線を八回、総線量で一八四〇センチグレイを照射されていた。また、同年十二月十四日から二十六日には、女性の肺がん患者が一回三〇〇センチグレイを六回、総線量一八〇〇センチグレイを、九二年十二月二日から十五日にも男性の肺がん患者が一回三〇〇センチグレイを六回、総線量一八〇〇センチグレイを照射されていた。

これについて、担当医は、「この三人の患者はいずれも末期がん患者で、痛みを和らげてあげようと、当時の病院部長に相談して照射した」と説明。一方、元病院部長は、「担当医はこの程度の線量なら大丈夫だと判断して照射をしたと思う。一回当たりの照射線量が多いのに気づいて担当医に注意を促し、私も患者さんの状態を観察していた」という。

しかし、慶応大学医学部の近藤誠講師（放射線科）は「放射線は総線量が同じでも、一回当たりの線量を増やせば障害発生の危険が高まる。痛みを和らげるだけならば、標準的治療のX線、ガンマ線の照射でいい」とし、「もともと放医研の速中性子線の臨床研究は人の体を使って効果と危険性の有無を探る実験であり、個々の医師が勝手に照射方法を変えることは許されない」としている。

かつて放医研で速中性子線治療にかかわった大学教授は、朝日新聞の取材に対し、「わたし自身、速中性子線を照射しても効果を判定できないと分かっていた患者に対し、『ほかに治療法がないから』と主治医らに懇願され照射したケースがあった。学問的な冷静さを欠き、アリバイ的なデータしか残せなかった面もある」と話している。

放医研が評価委員会に提出したデータによると、その中だけで約五十例の障害が発生、せきついを傷つけるなど生命にかかわる被害例も何件か記されている。

放医研は今年六月に重粒子線を使ったがん治療の臨床試験を開始。この試験にあたって設けられた研究班の有力メンバーで、がん専門医療機関の幹部医師は「放医研の医師はこれまで、研究と日常診療とを厳密に区別しないで速中性子線を照射してきた。科学的な結果が出せないのは当たり前」と指摘。「失敗を繰り返さないために、重粒子線では二年がかりで疾患別の臨床試験計画（プロトコール）を作り、所外の専門家が厳密に試験を進める態勢をとっている」としている。（傍線は筆者による）

◇

科学技術庁によると、速中性子線がん治療研究に関しては、治療装置にあたる加速器（サイクロトロン）の建設に約十三億五千万円、加速器の運転、維持に約六十七億円かかっている。

ただ、加速器は陽子線治療や放射性同位元素の生産などにも使っており、速中性子線治療のための経費を案分すると、このうちの二十四億円となる。これに調査研究費や患者の診療費など約三億円を加え、総額で約二十七億円になるという。――

極めて扱いが大きく、かつ放医研に対して厳しいトーンの記事です。ちなみにコメントが出てくる近藤誠・慶應義塾大学講師（当時）は、「がんと闘うな」で有名な近藤誠氏と同一人物です。元々は辻井氏と同じパイ中間子留学組の1人でした。

その年5月に郷里の石川県珠洲市へ戻っていた恒元氏は、記事を振り返って「私たちは、速中性子線治療評価委員会の評価もいただきながら、重粒子線への応用も見据えて、粒子線治療の適応は何か決めることを目的に研究を遂行していたつもりでしたが、世の中の一般的な考え方では、速中性子線の効果を確かめるために他の治療との比較試験をしなきゃダメじゃないかという見解の相違があったんですね」と言います。HIMACが世界をリードし、一方で速中性子線は治療に使えないということが確定している今となれば、恒元氏の説明はよく理解できるのですが、この記事だけ読むと、あたかも放医研が、使えるはずだった治療法を台無しにしたかのようです。

朝日新聞は2日後にも追い打ちをかけます。

——科学技術庁・放射線医学総合研究所（千葉市）の「速中性子線治療評価委員会」（委員長＝坂本澄彦・東北大医学部教授）は、Ｘ線、ガンマ線による従来の治療法との効果を比較できる科学的データが放医研から提出されないまま、「一部のがんについては従来の放射線治療より有効」などとする評価報告書をまとめていたことが、評価委員らの話で明らかになった。委員らは「各委員の臨床経験などをもとにおおよその判定をしただけで、科学的な比較評価と受け取られては困る」としている。

評価委員会は一九九二年七月に発足した。国立大医学部やがん専門病院の医師ら約十人で計三回の会合を開き、放医研から提出された約五百人の患者の照射治療成績について、一回あたり二時間ほど審議。評価報告書として今年五月、平尾泰男所長に提出した。

報告書は、さまざまな種類のがんを五つのグループに分類。大だ液腺（せん）がん、手術不能骨肉腫については、Ｘ線、ガンマ線と比較して速中性子線の方が明らかに優位▽前立腺がん、肺腺がんなどは、速中性子線で効果は得られたが、放射線障害も無視できない——などとしていた。

坂本教授ら評価委員によると、X線、ガンマ線より速中性子線による治療法の方が有用であることを統計学的にきちんと評価するには、がんの進行の度合い、年齢層、性別などで共通性のある患者を集めて二つのグループに分けたうえで、一方にX線、ガンマ線を、他方に一定の方法、線量の速中性子線を照射。それぞれのがんの局所制御率、放射線障害の発生率、延命効果などを比較する必要がある。しかし、委員によると、今回の評価では、放医研からこうした形での対比データは示されなかった。

こうした中で、評価報告書をまとめたことについて、坂本教授は「提出されたデータで、できる範囲の相対的評価をした。個人的には、有効か無効かまだわからないのだから、なお研究を続けるべきだ、と考えている」としている。

別の委員（がん専門病院の幹部医師）は「データがないからといって、放医研が長い間にわたり努力してきたことをすべて否定してしまうわけにはいかなかった」と説明。委員の一人だった国立大医学部教授は「評価報告書は、従来の治療法に比べ『速中性子線の方が効果がありそうだ、なさそうだ』といっているにすぎない」と話している。

この治療研究をめぐっては、放医研側が無計画に患者を受け入れ、まちまちの方法、線量で照射を実施。約二千人の患者のうち約千五百人分のデータは科学的評価に堪えないとして評価委員会の審査から外されていたが、報告書は「二千四名の治療患者に関するデータを慎重に検討し、十分解析に足るデータと考えられた」と明記している。

委員らは「報告書の原案は放医研が作ったもので、細かな表現、字句には責任を持てない」「外に公表されるものとは考えていなかった」などとしている。

○森田皓三・放射線医学総合研究所重粒子治療センター長の話　報告書の内容について、委員から異議の申し出はなく、責任をもって報告書を提出していただいたと思っている。

談合体質との批判も仕方ない

福島雅典・愛知県がんセンター病院内科医長の話　臨床試験を始める際には、市民や法律家らも含めた倫理審査委員会を作って実施計画（プロトコール）を審査し、患者さんに十分な説明をして同意を得たうえ、終わった時には第三者の厳正な評価を受けなければならない。これは欧米先進国における医療の常識だが、日本の医学界ではいまも理解されていない。

放医研は多くについてプロトコールも定めず、医者が勝手に良いと思い込んで照射を続けていた。そもそも臨床研究になっていなかったのだから、評価の対象となる科学的データを出せるわけがない。多額の国費をつぎ込んだ研究で、許されないことだ。評価委員会は「科学的な研究になっていない」と評価すべきだった。「談合体質」と批判されてもしかたがない。科学者としての見識を示してほしかった。（12月26日付　朝日新聞）――

まさに、袋叩きと表現するのがピッタリの状況でした。今より新聞の影響力がはるかに大きかった時代です。放医研に対する糾弾が始まって、HIMACの臨床研究そのものが止まっても不思議はありませんでした。しかし24日付の記事で筆者が傍線を引いた所を読んでいただくと、重粒子線では「失敗を繰り返さない」「態勢」になっていると書いてあります。重粒子線治療ネットワーク会議が存在したことによって、HIMACは速中性子線騒動の巻き添いを食うことなく、臨床研究を続けることができたのです。

ただ、この新聞記事の影響か、直後の95年度からネットワーク会議の委員長は梅垣氏から化学療法の専門家だった阿部薫・国立がんセンター総長（当時）に交代します。

そして阿部氏は、HIMACの研究に極めて批判的でした。鎌田氏「阿部先生には毎回クソミソに言われました」、佐々木氏「評価の方法をもっと考えろ、と大分いじめられました」、海老原氏「新しい治療法なんだから前向きの比較試験をやれと阿部先生が言って、それをクリアするために放医研は苦労していました」、辻井氏「良くも悪くも我々を最も悩ませたよね。

腫瘍がどれだけ小さくなるかで評価する化学療法の考え方を押し付けてくるから。放射線の場合は、評価の仕方が違うのに」と、関係者の証言が、すべて一致します。

佐々木氏によれば、丁度この時期、科技庁以外の霞が関や永田町で「重粒子線はダメだ」という風評も飛び交っていたと言います。臨床研究の予算を打ち切られてしまったら一大事ですから、そうならないよう佐々木氏は関係省庁や政治家の所へ説明に飛び歩いたと言います。「今にして思えば、がんセンターに陽子線施設が入るかどうかという時期だったんですよね。陽子線の予算が付いたら、いつの間にか風評は止まりました」

佐々木氏が言うように、95年度の補正予算で、医療専用の陽子線治療施設第1号を国立がんセンター東病院に建設することが決まっています。

当時の同病院の院長が、誰あろう海老原氏です。

「もう時効だと思うので言いますけど、外圧でアメリカの陽子線施設を造れという話がポンと降ってきて、阿部先生から頼むよと言われて検討しました。建屋が大き過ぎて、いくつか施設を壊さないといけないというので、やめましょうと言いました。ところが、重粒子線をやってた日本のメーカーが陽子線も造れるということで、そっちは小さかったので、やることになったんです。ただ、なかなか予算要求が通らなくて、当初予算を2回落とされて、補正予算でやっと通りました」と海老原氏。

なお米国メーカーの名誉のために付け加えると、この時の日本メーカー製がコンパクトだったのは、円形加速器がＨＩＭＡＣなどと同じシンクロトロンではなくサイクロトロンだったためです。ただ、当時サイクロトロンではビーム制御技術が未熟だったこともあり、運転の安定性に問題があって、治療患者数は伸び悩みました（61頁の表を参照ください）。その影響か、性能が向上した後もなかなか採用する医療機関は現れず、２０１４年に長野県の相澤病院が設置するまで、日本で唯一のサイクロトロンによる陽子線治療装置でした。

話を放医研に戻すと、新聞に叩かれ、霞が関や永田町に変な噂が流れ、しかもその理由がよく分からないという状況に、関係者の疑心暗鬼はピークに達していました。どこで脚を引っ張られるか分からず、次に何かあった時にＨＩＭＡＣは終わってしまうかもしれないという危機感から、「きちんとしたデータが出るまでの途中で過大報告しないようにしていたので、なかなか理解されませんでしたし、マスコミにも色々と批判されて、本当に良さそうだというのがデータで見えてくるまでは結構つらい思いをしました」と佐々木氏は振り返ります。

研究中断にこそならなかったものの、放医研は雌伏の何年間かを過ごさざるを得なくなったのです。

首をすくめて石橋を叩く

万が一にも医療界の主流派から目を着けられて研究を潰されることのないよう、放医研は、他に有効な治療法のない種類のがんを選んで研究することになりました。結果として患者数の多いがんについては、速中性子線と陽子線が有効だったために理論武装できた肺、肝臓、前立腺など一部を除いて研究開始が遅れました。手術以外の選択肢を求める患者のニーズから見て、もっと推進されて当然だった乳がんなどは最近ようやく研究が始まったばかりです。まして、標準治療との比較試験を行うなんて考えつきもしない、という状態が長く続きました。

他の療法との比較がないという口実で健康保険適用を阻まれている現状を見るにつけ、この当時の放医研の慎重な姿勢を口惜しく思うのと同時に、先輩たちの過去の無体な振る舞いがなかったかのように「正論」を押し付ける厚労省と医療界に対しては憤りを覚えます。この問題には、5章で再度触れます。

ただ、この雌伏はマイナスの面ばかりではありませんでした。

辻井氏は「計画部会の先生方になんとか分かってもらいたいというのと、メンバーになって良かったと思ってもらえるようというので、症例を提示して直後から反応を見ていただいてスコアリングに参加していただくという巻き込む運営が生まれて、それは今も脈々と続いているからね」と話します。

計画部会には、もっと直接的な効果もありました。

「班長を見ると千葉大の人が多いのに気づくと思うんですけど、これは症例を集めやすくするための工夫ですよ」と海老原氏は言います。

放医研は、がん検診や一般診療をしていませんでしたから、対象患者は、がん治療を行っている医療機関から紹介してもらう必要がありました。

速中性子線の時は、来る患者をあまり選ばなかったことが後で批判の的になりました。きちんと選ぶのは、紹介元の医療機関が事情をよく把握していないとできません。HIMACの場合、紹介元も加わって患者の基準を作っているのですから、話が極めて早いということになります。

「最初の頃は、あまりにも外部の委員が口を出すから、放医研の人はムッとしていたと思いますよ。でも、それが良かったんですよ」と海老原氏は言います。

放医研の50年史も、次のように記しています。

――放医研における重粒子線治療が順調に施行され、10年にして「高度先進医療」の承認を受けることができた理由として、次のような点が挙げられる。臨床試験を科学的・統計的に誤りなく遂行するために、（中略）放医研外部に研究を統括する「重粒子線治療ネットワーク会議」と、その下に「計画部会」、「倫理委員会」、及び「評価部会」の設置を決定し、これらが十分にその機能を発揮した。現場としては、各種委員会の重要性を認識しつつも、本心は「とにかく厄介な体制になった」と感じていたと言わざるを得ない。（後略）――

ここに登場する「倫理委員会」も、2010年過ぎまでは臨床研究の全症例を一つずつ検討していました。「普通の倫理委員会はプロトコル（手順）を承認するものですけれど、ウチの場合は毎週、外部委員に来ていただいて、担当の医師が症例報告して、インフォームドコンセントの内容を説明して、画像も見せて、とやってました。医師は本当に大変でしたよ」と鎌田氏。

このような石橋を叩いて渡る研究姿勢によって、がん医療の主流派たちからの攻撃を耐え、そのうちに有効性を示すデータが出始めて風向きが変わったのです。

米国式と英国式

さて、臨床研究の指揮官として辻井氏を招聘したことは、同時に鎌田氏など北海道大グループも移籍して、放医研生え抜きの医師たちと混じったことによって、事前に誰も考えていなかった大きな成果を生むことにつながります。

鎌田氏によると、放射線治療には米国式と英国式の2流派があり、元々放医研にいた医師たちが米国式でやっていたのに対して、北大では英国式でした。前者の治療は標準6週間で、後者は標準4週間。この違いは、1回あたりの線量と分割回数の差です。この2グループが同時にそれぞれの方法で治療を開始した結果、両者を比較できることになり、はからずも照射回数を減らす研究がスタートしたのです。線量増強試験をしたところ、1回あたり6グレイ計90グレイという想像以上の量まで特に副作用なく照射できるのが分かったこともあって、少しずつ慎重に回数を減らして、ついに肺がんでは1回照射にまで到達したことは既に説明しました。もし、HIMACの研究開始時に米国式でやっていたグループが移籍していたなら、「切らない手術」として扱えることに今でも誰も気づいていなかったかもしれません。

なお、「回数を減らしやすいのは、一部なくなっても他の部分で何とかなる肺や肝臓などの『並列臓器』で、脊椎や腸のように一部分でもダメになると繋ぎ直さないといけない『直列臓器』では、放医研は手術をできないので慎重に進める必要があります。ただし、すべての臓器について1回照射を目標にしなさいと言っています」（鎌田氏）だそうです。

今後、炭素イオン線照射で手術を代替できるがんは、さらに増えそうです。

4 優秀な物理工学家たちがいた幸運

ＨＩＭＡＣが幸運だったのには、放医研にチーム平尾のメンバーも含め優秀な物理工学家たちが数多く在籍し、ある時は医療従事者たちからの厳しい注文に応え、またある時は自分たちの知的確信にしたがって、きちんと仕事したということもあります。

世界が驚いた炭素の選択

２０１３年9月、イギリスのブライトンで国際医学物理学会（ＩＯＭＰ）の50周年記念大会が開かれ、50年間に傑出した成果を残した医学物理学者50人が表彰されました。ＨＩＭＡＣの関係者では河内清光・元放医研研究総務官が選ばれました。

その顕彰文の中に、次のような一節があります（原文は英語）。

——彼は、陽子、炭素その他重粒子を含む荷電粒子のがん治療への潜在能力を比較し、体の深部にある腫瘍への照射には炭素が最も適していると結論づけた。——

ＨＩＭＡＣが成功した要因の一つが炭素イオン線を選んだことであるのは間違いありません。しかし今見れば当然の選択であっても、当時はそう思われていませんでした。

重粒子線治療で先行したＬＢＬが１９７７年から１９９２年まで取り組んで使えないと見切ったのは、ネオンイオン線でした。当時はネオンがベストと考えられていたからです。

１章のおさらいをしますと、粒子をがん治療に用いるには光速の７～８割という猛スピードまで加速する必要があり、加速するには粒子が気体状で荷電している（つまりイオンである）必要があります。そして同じイオンでも、一般に大きく重いものの方が、がん細胞を破壊する力は大きくなります。簡単な理屈はＬＥＴの説明の時に触れましたが、それを思い出さなくても、野球の球とボウリングのボールをぶつけられた時、どちらがよりケガをしそうか思い浮かべていただければ、感覚的にはお分かりいただけることと思います。

ただし、大きくて重いイオンを加速するためには、それだけ大きなエネルギーが必要で、加速器も大きくする必要があります。ですから加速器の性能の範囲内で、加速できる最も重いイオンを選ぶのが合理的と考えられていました。

　理科でおなじみ周期表の右上部分を下に示します。炭素よりネオンが右側にある、つまり大きく重いことが分かります。それぞれのイオンの相対的な重さを示す原子量は、炭素が約12、ネオンで約20です。そしてHIMACは当初、より大きく重いケイ素（シリコン、原子量約28）やアルゴン（原子量約40）のイオンも照射できるように設計されていました。

　このため国内外を問わず研究者たちは、HIMACで最低でもネオン、あわよくばケイ素やアルゴンを使うと思っていたようです。しかし放医研は炭素を選びました。

「候補は他にも、ヘリウム、酸素、ネオンといくつもあって、私も放医研へ来た当初、なんで炭素なのかなと思ったけれど、今になってみれば慧眼だったよね。

周期表の右上の部分

			元素記号 元素名 原子量	2 He ヘリウム 4.003
6 C 炭素 12.010	7 N 窒素 14.007	8 O 酸素 15.999	9 F フッ素 18.998	10 Ne ネオン 20.180
14 Si ケイ素 28.085	15 P リン 30.974	16 S 硫黄 32.06	17 Cl 塩素 35.45	18 Ar アルゴン 39.948

炭素を選んだことは高く評価されていい」と、辻井氏は言います。

前任の筑波大学で陽子線治療を手掛けていた辻井氏は、HIMACの治療開始から1年半経った96年1月の時点でも、まだ「将来、体深部は炭素で、表在部は炭素より重いネオンやシリコンを使うことになるだろう」(1月5日付・読売新聞夕刊)と話しており、炭素が絶対的エースとは見なされていなかった当時の雰囲気がしのばれます。

ご紹介した国際医学物理学会の顕彰文を書いたのは、HIMAC建設時には河内氏が室長だった医用重粒子線研究部第3研究室の室員で、最後は企画部長で放医研を退職した遠藤真広・九州国際重粒子線がん治療センター(サガハイマット)副センター長です。

「炭素線が一番いいんだというのは、河内さんの持論で、何度も聞かされました。当時、特に外国の人たちは、もっと重いイオンをやろうというのが主流でしたけど」と言います。

当の河内氏は、「治療を始める4～5年前にレビュー(関連論文を集めて検討)してみたら、ネオンのRBE(生物学的効果比)が入口から高くて、炭素の方が良さそうなんです。だから、アメリカへ行った時、(LBLで臨床研究の指揮を執っていた)カストロさんに、カーボン(炭素)に替えたらどうですかと言ってみたことがあります。カストロさんは、言わんとす

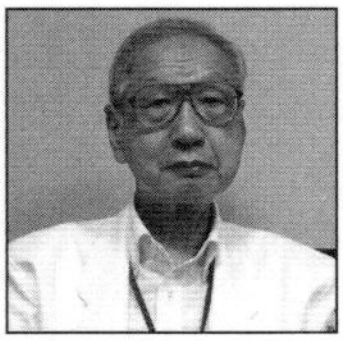
遠藤真広氏

ることはよく分かったけれど、今から替えたら過去の症例がムダになるからできない、ぜひ日本でやってくれ、と言いました」と振り返ります。

再び1章のおさらいをすると、入口からエネルギーが徐々に減っていくX線などの光子線と異なり、粒子線は、止まる直前まであまりエネルギーを与えず、止まる時一気にエネルギーを与えるというブラッグピークが存在します。

このブラッグピークがあるため、粒子線治療では、正常組織にはほとんどエネルギーを与えず、がん細胞にだけエネルギーを与えることが可能です。そして、粒子線の中でも炭素イオンは直前までのエネルギー量とピークのエネルギー量の比が特に大きい（線量分布に優れている）

図：平坦部とピーク部の比が炭素は最も大きい

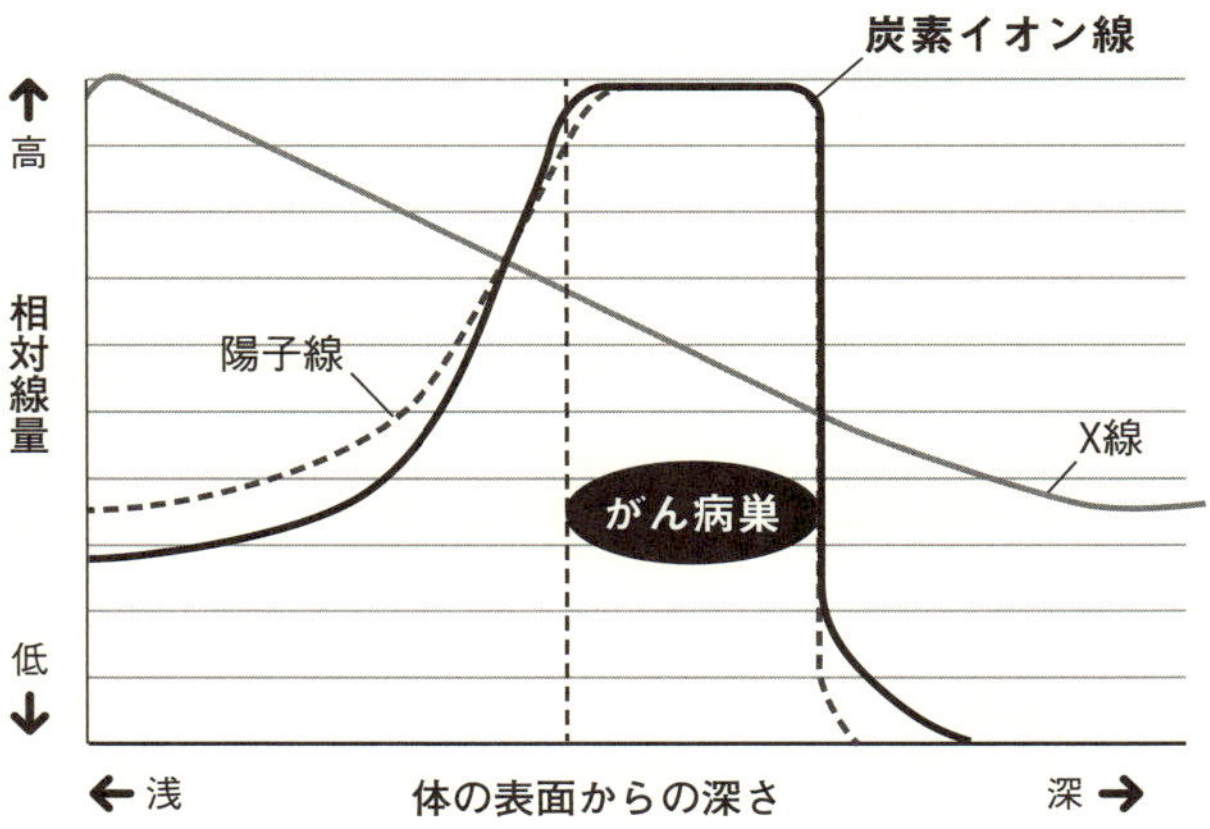

と知られていました。

　また、同じエネルギーを与えても、粒子の種類によって細胞の側で受ける影響が何倍も異なります。この比が、河内氏の話に出てきたＲＢＥです。つまり河内氏は、ネオンイオン線を使うと表側の正常組織への影響が大き過ぎて、副作用や晩発障害のリスクが高くなることに気づき、カストロ氏に指摘したということになります。

「ぜひ日本でやってくれ」とカストロ氏のお墨付きをもらった形で帰国した河内氏でしたが、「日本でも多くの人がネオンでやるつもりになっていましたから、方針を変えてもらうのは結構大変でしたよ。幸いなことに、炭素のブラッグピーク付近のＲＢＥが中性子に似ていたので、放医研の先生方には、どういう反応が出るか予想できて安心ですよねと言ったら納得してもらえました」。

　こうしてＨＩＭＡＣの臨床研究は、世界の予測を裏切って炭素イオン線で始められることになりました。

　実に幸運な選択でした。ただし開始当初、炭素線がここまで圧倒的な成果を上げるとは誰も考えていませんでした。むしろ、間宮氏のビジョンにしたがって「(対がん10カ年総合戦略最初の) 10年で臨床まで」を実現するため、最も手頃だった炭素線に露払いをさせたつもりが、そのまま他の粒子の登場を許さなくなってしまったという面の方が強いのです。

年度末にサルが死ぬ

HIMACが治療を始める3カ月前の94年3月、放医研では、完成したばかりのHIMACの炭素線ビームを、来賓の前でサルに照射するというセレモニーが行われました。あろうことか、そのサルが死んでしまいます。

放医研50年史は、「照射実験が手間取ったため、サルが麻酔のかけすぎで死んでしまうというハプニングが生じた」と、必要な実験で起きたハプニングだったかのように記していま す。真実は少し違うようです。

「あの照射に科学的な意味は何もありませんよ。私が責任者だったら、やらせない」と話すのは、金井達明・群馬大重粒子線医学研究センター特任教授です。医用重粒子線研究部第3研究室員として河内氏の下で照射システムの開発に携わっていました。

そもそも、HIMACのシンクロトロンがビームの加速に成功し、照射システムの調整を始めたのは、わずか数カ月前のことでした。

「加速器さえあれば治療できると思っている人が多かったですね。精密に位置決めしなきゃ治療に使えないんだから、それを担保する仕組みが必要なのは当たり前なのに」と遠藤氏は振り返ります。「とにかく、あちこちバグだらけで、何が問題なのかすら全く分からない状態でした。それを分担しながら一つひとつ潰していくんですけれど、誰の担当している部分に原因があるのかも分からないから、お互い疑心暗鬼で、本当に大変でした。コンピューターだって今のと違って、すぐ重たくなって止まっちゃうし」

当初の計画では、戦略の最終年度末である3月に治療を始めることになっていましたが、どう考えても間に合わない、と6月に延期され、その代わり戦略の期間内に臨床応用へ限りなく近づいたというアリバイづくりで行われたのがサルへの照射でした。

この時サルが死んだのは、「予測線量と実測線量が大幅に食い違った」(遠藤氏) ため、「予測と合わなかったのはサルが動いたからで、きちんとやれば合うはずと何度も照射を繰り返したら、拘束のストレスが大き過ぎた」(金井氏) のが本当の原因のようです。

アリバイをつくるどころか、思いもよらぬ〝大事件〟となってしまい、照射システム開発チームは「ヒトに使うだけの自信を持てない」と治療開始の再延期を具申します。ところが平尾所長 (当時) は、断固として延期を認めませんでした。

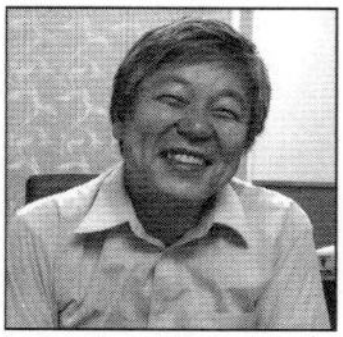
金井達明氏

「この野郎、と思いましたよ」と、金井氏は言います。「何百億円もかけたプロジェクトだから、何が何でもやらなければならないという所長の立場があったんだろうと、今なら分かりますけどね」

チームの不眠不休の努力の甲斐あって6月、なんとかヒトでの治療を始めることができました。しかし、「不具合がいっぱい出て、（電力需給の逼迫する）8月にメンテナンスに入ることは元から決まっていたので、そこまで3人だけ治療して、運転が止まっている間に必死で直しました」と遠藤氏。

国立がんセンター東病院に陽子線治療施設を入れようという動きも始まっていた時期だけに、「10年で臨床」を放棄することは許されなかったのです。

この「10年」の呪縛は、炭素で臨床研究を始めたことにも大きく影響しています。

放医研は、照射ビームの作り方や治療計画の作り方などノウハウを持ち帰ってきてもらおうと、LBLへ1983年から所員を留学させ始めました。第1号が金井氏で、翌年に留学したのが遠藤氏です。

ところが、「ビーム形成の核心は、誰に訊いてもハッキリしたことを教えてくれませんでした。教えてくれないというより、誰もきちんとしたことを知らなかったという方が正確です」と金井氏は語ります。装置を試作して実験しているうちに、自分が一番詳しくなっているようなこともあったと言います。「今となっては、ビームをきちんとオプティマイズ（最適化）しないで照射していたんじゃないか、とすら疑っています」

つまり、特に照射ビーム形成については、持ち帰れば済むというようなノウハウがLBLに存在せず、帰国後にイチから積み上げる必要があったのです。ネオン線照射のノウハウを持ち帰ってくるはずだったのに、大誤算でした。

イチから積み上げるということは、ビームの中の粒子はどういう風に散らばって飛ぶのか、その生物への影響はどの程度のものなのか、腫瘍の厚みに合わせてブラッグピークを引き延ばす（図）にはどうしたらよいのか、線量をあらかじめ予測するにはどう計算すればよいのか、など一つひとつ実際に重粒子線のビームを使って測っていくことになります。

ところが、当時の放医研には重粒子線を飛ばせる加速器がなく、理化学研究所（理研）が持っていたリングサイクロトロンを間借りすることになりました。飛程4センチの炭素線を得ることができる加速器でした。

「研究するにはネズミに照射する必要があって、その体の厚みより飛程の長いビームを欲しかったんですが、それを満たす一番重い粒子が炭素でした」と金井氏は言います。要するに、理研のリングサイクロトロンで、臨床につながるような研究をできる重粒子線は、炭素線までだったのです。

金井氏は、理研の加速器を使って3年ほど集中して実験を行い、そのデータの集積から、ビームを腫瘍の形に整えることができる、その線量をあらかじめ計算して予測できるという手応えを掴みました。

ただし、「炭素しかデータを持ってなかったわけですから、他の粒子で臨床研究をやるんだったら、（HIMAC完成から）少なくとも2年は待ってもらう必要があったと思いますよ」と言います。

2年も臨床応用開始を待っていられない強いプレッシャーがあったことは前述しました。

図：フィルターを使ってブラッグピークを拡幅する原理

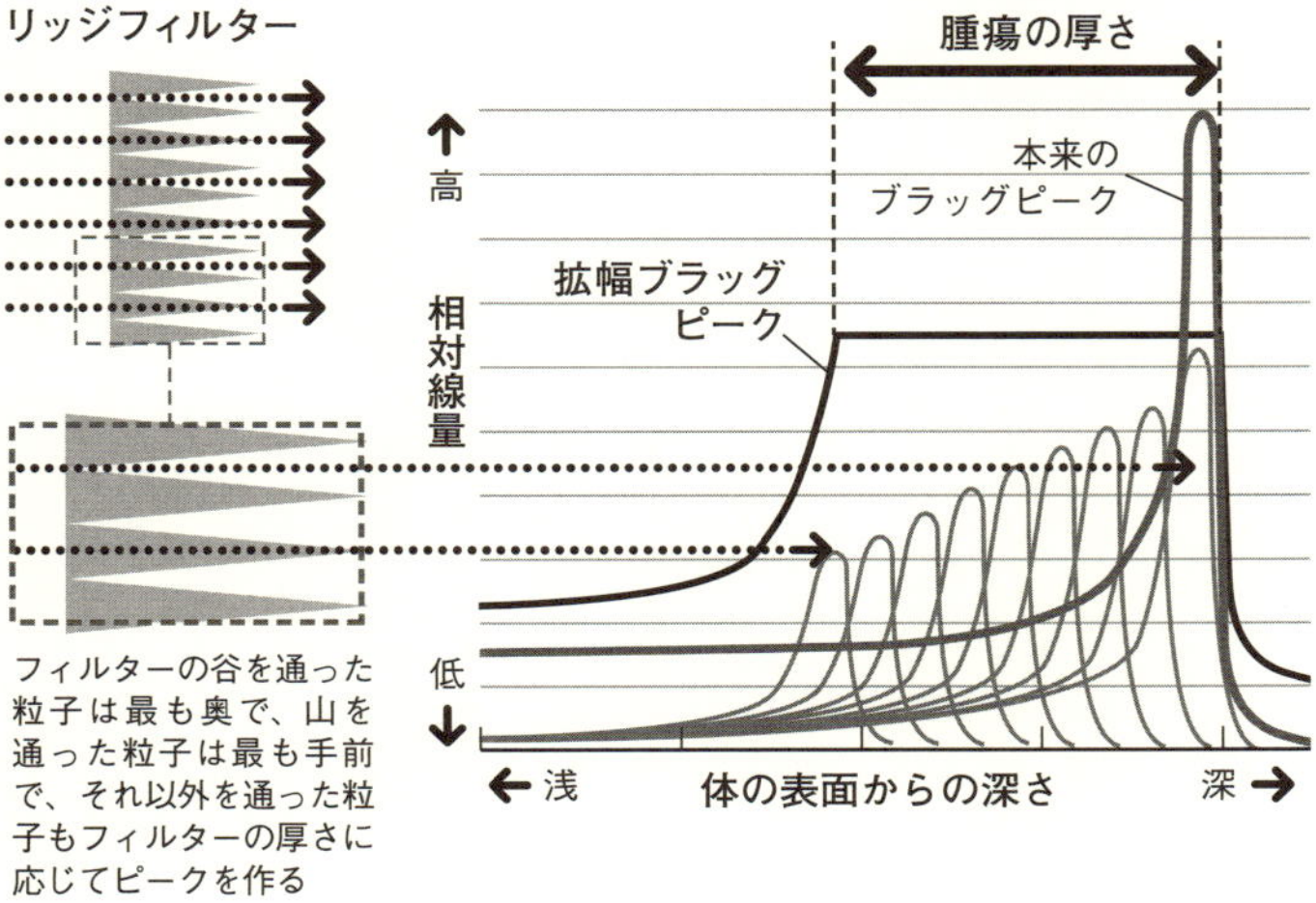

これこそ、はるかに重いアルゴンイオンすら飛ばせるよう設計されたＨＩＭＡＣで、炭素線から臨床研究が始まった最大の理由です。早く始めろというプレッシャーがかかっていなかったら、他の粒子とも比較検討されてからの開始になったはずです。科学的にはその方が誠実な態度ですが、放医研は、ここで見切り発車をしました。

しかも「炭素線での治療を、どの程度の線量から始めたらいいのか誰も教えてくれないから、中性子とＲＢＥが揃うようにスケーリングして、中性子と同じ感覚で治療してみてくださいと伝えました」と、金井氏は語ります。「炭素イオン線のＲＢＥが速中性子線と似ていた」という先ほどの河内氏の発言、実際には順番が逆で「炭素イオン線のＲＢＥを速中性子線に似せた」だったことが分かります。

速中性子線の臨床研究に関して、ＨＩＭＡＣの臨床研究開始半年後に放医研がマスコミなどから袋叩きに遭ったことは既に紹介しました。その研究で培った医療的ノウハウを準用できるよう、炭素線を調節して使ったというのです。臨床の参考にできそうな根拠は、他にありませんでした。

速中性子線に対する世間の目が厳しかった時です。もし結果が悪かったら、「あんなものじゃ済まないくらい叩かれたでしょうね。良い結果が出て、本当にラッキーでした。集中して3年間実験した報酬かなと思いました」と金井氏。

このように、臨床応用を急がされて、ほとんど選択の余地なく炭素線を中性子線に準拠して使ったら大成功が待っていたのです。

ただ大成功は喜ばしいことながら、物理工学家としては困ったことにもなっているとも、金井氏は言います。

というのも、酸素やネオン、ケイ素、アルゴンなどＨＩＭＡＣで加速できる他の重粒子についても、理研の加速器を使って行ったような基礎的研究を行った後、臨床研究に進めるつもりでいたのに、炭素線の成績があまりにも良すぎて、他の粒子の臨床研究をできなくなってしまったからです。

炭素が本当に一番優れているか、実際のところは分からないのだと言います。ＬＢＬでのネオン線治療の成績が悪かった理由が、線質のせいではなく照射システムの未熟さのためだったのではないかと疑っている身としては、なおさらです。

これに関しては、炭素線を最も強く推した河内氏自身も、「炭素線の施設が余ったら、ＨＩＭＡＣでは別の粒子を研究してもいいと思います」と話しています。

※生物学的効果比　放射線が生物に吸収された時、同じエネルギーでX線など標準放射線の何倍影響を与えるか示したもの。炭素線のRBEは、速中性子線と同じ3ということになっている。

不思議な電源でノイズが激減

さて、照射システム開発チームが、極めて時間の余裕なく治療開始を迎えることになったのには、シンクロトロンで予想外のことが起きていたことも影響していました。

金井氏は、こう振り返ります。

「秋が深まって（1993年）11月頃だったかな、シンクロトロンでビームが初めて1周したと聞きました。当時、核研（東大原子核研究所）から大勢手伝いに来ていたから、その人たちとの茶飲み話に訊いてみたら、ビームが1周してから加速されてビームがきちんと出るには1年かかるはずとのことでね。なら余裕があるなと思っていたら1週間かそこらで加速に成功したと言われて、さあ治療を始めるぞという話になったから、すごく慌てましたね」

照射システムの最終調整は、実際にシンクロトロンから出てくるビームを使って行う必要があります。シンクロトロンで安定して加速できるようになるまで1年かかるのであれば、照射システム開発にも最低1年はかけられる計算です。しかしシンクロトロンが安定したら、後は照射システムだけの問題になります。

ビームが異様に早く調整されたことは、当時の森田皓三センター長が編著した『がんに克つ驚異のＨＩＭＡＣ』にも「一一月中旬に放射線管理区域の設定を行い、シンクロトロンによるビーム加速試験を開始しました。一二月末までに、（中略）各治療室、実験照射室の直前までビームを輸送しました。異例の早さでビーム調整は進みましたが、これは日本の機械工作やエレクトロニクスの技術の高さを示すもので、自信を得ました。」と書かれています。

核研は、ニューマトロン計画のための実証実験機としてＴＡＲＮ1、ＴＡＲＮ2という2台のシンクロトロンを建設した実績がありました。ＴＡＲＮは「ニューマトロン計画のためのテストリング」(Test Accumulation Ring for the NUMATRON project) の頭文字です。その経験からは考えられないほど、ビームが最初から安定していたのです。その結果、シンクロトロンの調整が終わってしまい、照射システムチームに強いプレッシャーがかかることになりました。

ビームの軌道は電磁石の磁力によって制御されます。その磁力は、電流の大きさで制御されます。電流が安定しないと、出てくるビームの軌道も安定しません。一方で電流には、出現の仕方を予測できないけれど突発的な凸凹が必ず生じるという現実もありました。この凸凹をノイズと呼びます。ＨＩＭＡＣのシンクロトロンでは、そのノイズの大きさが、それまでの1００分の1以下になりました。だから、いきなりビームが安定したというのです。

ノイズが低くなったのは「独自の電磁石電源を私が考案して入れたからですよ」と、シンクロトロン建設を仕切った佐藤健次・同部第2研究室長（当時、現在は大阪大学名誉教授）は言います。核研時代にはTARN2建設にも携わっています。独自の電源とは、後年「対称3線方式」と呼ばれるようになったもので、詳しくは第6章で説明します。

この電源は、スンナリと導入されたものではありませんでした。佐藤氏は、こんな文章を残しています。

——困ったのは、メーカーのD社の取り組みであった。「対称3線方式」の電源の製作経験が皆無であったこともあり、当初、この方式は拒否された。そう言えば、筆者はそれまでサイリスタ電源（※）製作の経験は皆無であり、それに加えて、筆者の紙と鉛筆での計算だけが「対称3線方式」の根拠であるから、無理もない話であった。（アルス文庫『シンクロトロンでは電源良ければ全て良し』より）——

※交流を直流に変換（整流と言います）する際に、サイリスタというトランジスタの一種を利用する直流電源。

世界のどこの施設にも採用されていない魔訶不思議な回路を、その種の電源製作経験を持たない人間が、手で計算した結果を元に造れと言ってくるわけですから、メーカーの担当者も困ったことでしょう。

――しかし、計算はそれなりに進展し、筆者は、この方式以外にはノイズ削減を実現する方法はないと言う思いが募った。(中略)そこで、性能仕様を外し、電気的構造仕様のみで、製作を依頼したが、それに至るまでには、数カ月を要した。ところが、現場への納品直前の社内の試験で、D社始まって以来の高性能で、大幅にノイズが削減出来たとのことであった。(同)――

性能仕様を外したということは、必要な性能を満たさないものが納入される可能性もあったということになります。それを上司の平尾氏にも諮らず、独断で行ったのだそうです。シンクロトロンを造り上げた佐藤氏は、治療開始の直後に大阪大学核物理研究センター教授として転籍しましたので、「性能仕様外し」は誰にも明かされぬままで、当然のことながら『放医研50年史』にも一言も出てきません。記されているのは「作業量と人員の多い第2研究室の打ち合わせ会議は長時間かかるのが常態であり、しばしば深夜におよんだが、室長の佐藤健次の指揮のもと室員は懸命に設計・製作作業に従事した」という佐藤氏のモーレツぶりをうかがわせる記述だけです。

佐藤氏は「科学や技術は、すべて予測可能なものと考えられがちで、設計や製作に当たっては計算できるものと考えるのが常識のようです。しかし、計算に必要な理論が知られていない時には、性能仕様を外すことがあってもよいのだと思います」と振り返ります。「理論が知られていない」というのは、ノイズ発生を予測できる数式がなかったことを指しており、この約20年後の2009年に理論が発見・論文発表されたため、こんな表現になっています。

この理論の登場は、HIMAC電源の正しさを証明しただけでなく、様々な分野に革命的変化をもたらす可能性があります。本書の最後に再度説明します。

ちなみにD社こと日立製作所は後年、社内の技術を紹介する雑誌『日立評論』に「このような高速応答、低リプルの特性を持つ電源を開発し、(中略) 1994年3月から運転を開始しており、仕様を上回る高性能が得られ、現在、がん治療の研究に利用されている。」(『日立評論』1997年2月号より) と、誇らしげな文章を載せています。この文にある「リプル」は電流の揺らぎのことで、ノイズが低いとリプルも低くなります。

この電源のノイズが低くなったことは、ビームの品質を安定させる以上の効果を生んだ可能性もあります。

がんに対する放射線照射で治療成績を上げるためには、事前計画通りに休まず行うことが大切です。装置が止まったので今日は照射できませんでは困ります。そんなことが頻発していたら、協力しようという患者も減り、研究成果は出なくなることでしょう。

佐々木氏は「HIMACが成功した理由の一つは、装置そのものが極めて堅牢でほとんど故障しなかったことと言えると思います。CTやMRIのように商品として売られている装置ですら、病院に導入してしばらくは故障したりするんですけれど、そういうことが一度もありませんでした」と話します。

着任の時に物理工学家たちに厳しいことを言ったらしい辻井氏も「故障は本当に少なかった。私の20数年の間にも治療できなかったのは数回あったかどうか。それも落雷のような突発事故がほとんどで、整備不良はほとんどなかった」と言います。

この「故障が少なかった」は、間違いなく物理工学家たちの功績です。

そして、電気工学の世界では、電磁ノイズによって機器が誤作動したり破壊されたりすることは、よく知られています。対称3線方式でない重粒子線照射施設が国内に存在せず比較することができないため最後は推測になってしまうのですが、電源のノイズが低かったため故障しづらかったという可能性は極めて高いのです。

コッソリ呼吸同期法を開発

ＨＩＭＡＣが高く評価されているのは、患者数の多い胴体のがんでも良好な成績を出しているからです。これが可能になったのにも物理工学家たちが貢献しています。

辻井氏は、放医研の所内報にこんな文章を書いています。

――海外のほとんどの粒子線治療施設で照射対象部位が動きの少ない眼球、頭頚部、前立腺などに限られるのに対して、ＨＩＭＡＣでは呼吸同期法の開発によって粒子線治療の特徴を活かしながら、治療対象を肺がんや肝がんに広げることが可能となった。（『放医研ニュース』Ｎｏ・14より）――

ＨＩＭＡＣの前に重粒子線治療を行っていたＬＢＬは主に難治性がんを対象にして、頭頚部がんの一部、骨軟部肉腫の一部で有効、という程度の成績しか残せませんでした。どちらも患者数のあまり多くないがんです。そのままだったら重粒子線照射は、特殊ながんに対する特別な治療法という位置づけに終わっていた可能性も十分あります。

一方のＨＩＭＡＣは、臨床研究の対象に初年度から患者数の多い「肺」、翌年度には「肝臓」を組み込みました。前者は放医研で実施されていた速中性子線治療で、後者は筑波大で実施されていた陽子線治療で、共に比較的良好な成績が出ていたため、同じ粒子線である炭素イオン線でも効果が見込めると考えられたのです。HIMACを産み出した対がん10カ年総合戦略の趣旨から言っても、患者数の多いがんに挑むのは当然の選択でした。ただし、これらの臓器は胴体にあり、腫瘍の位置が呼吸と一緒にセンチ単位で動きます。1ミリ単位の精密さで線量の高い場所と低い場所を区別できる粒子線の特徴から見ると、とてつもなく大きな変動です。

この難題に対して放医研では当初、腫瘍を逃がさないようビームを広く当てる方法を採りました。ところが、肺に照射した最初の2例で連続して重篤な肺炎が起きてしまいました。炭素イオン線は力が強いだけに、巻き添えを食らった正常組織への影響が大き過ぎたのです。

解決策が、息を吐き切った瞬間だけビームを発射する「呼吸同期照射」であることは、関係者の一致した見解でした。息を吐き切った瞬間は腫瘍が一定の位置にある可能性が高いため、狭い範囲だけにビームを当てても腫瘍を逃がしません。

患者の胸に目印を貼っておき、その目印が決まった位置に来た時だけビームが発射されるような仕組みを作れば可能です。その時点で既に陽子線では筑波大が実現していました。仕組みがHIMACに実装されるまで、胴体にある臓器の治療はストップされることになりました。

「必要に決まっているんだから、なんで最初から入れておかなかったのかと思いましたよね。平尾先生に尋ねたら、すぐにでもできるということだったのに」と重粒子線治療ネットワーク会議に参加していた海老原氏は言います。

ただし関係者全員が、すぐ実現できると思っていたわけではありません。佐藤氏は「お医者さんたちから、やいのやいの言われてシンドかったですわ」と振り返ります。

呼吸に同期させるには、素人だと照射ポートの改造だけで済むだろうと考えてしまいがちですが、実際にはシンクロトロンの改造が必要でした。0・1秒単位でビームをオンオフできないと、呼吸には合わせられません。HIMACシンクロトロンの当初の仕様では、理論上、1秒単位でオンオフするのがやっとでした。筑波と加速器の原理が異なるため、その方法を転用することができませんでした。

全く新しいビーム制御技術が必要で、その実現は簡単ではない、と佐藤氏は考えながら、後輩たちに後を託し、その年に大阪大学核物理研究センターへ教授として移籍しました。

ところが佐藤氏の予測を裏切って、呼吸同期照射が早くも翌年度の96年2月には、できるようになります。

当時同部第3研究室にいた遠藤氏も「呼吸同期照射をあんなに早く入れられたのには驚きました。誇るべき成果ですよね」と振り返ります。

なぜそんなに早く技術開発に成功したのでしょう。平尾氏が、後にこんな文章を残しています。

——日本のオリジナル治療技術である呼吸同期照射法（当初医療サイドは装置が安定に稼働することを信じていなかったから「物理屋の遊びには反対！」であったので、コッソリ試作したが、今では此の照射法なしには治療しないという程信頼されている。）（後略）（アルス文庫『阪大理学部↓東大原子核研究所の思い出』より）——

オヤ？　という疑問が、いくつも湧いてくる記述です。その一つ「コッソリ試作」が何を指すのか定かではないものの、早くから放医研の医師たちの目の届かないであろう場所で研究が行われていたという証言があります。「90年頃から核研で練習させてもらっていて、HIMAC完成後は実機で実験していたので、技術自体は臨床研究が始まった94年6月より前に完成していたんです」と、呼吸同期照射を実現した野田耕司・現放医研物理工学部長は、話します。

平尾氏たちが放医研へ移籍した後、核研に残った人たちが、TARN2を使って素早くビームのオンオフをできる技術の開発に取り組んでおり、その研究に野田氏も参加していたのだそうです。そして、その成果を持ち帰ってＨＩＭＡＣでも実験していたというわけです。実験していたということは、装置の改造も済んでいたことになります。だから、皆が驚く早さで実現したのです。

ともあれ、この呼吸同期照射が実現したことによって、炭素イオン線照射の可能性が一気に広がりました。

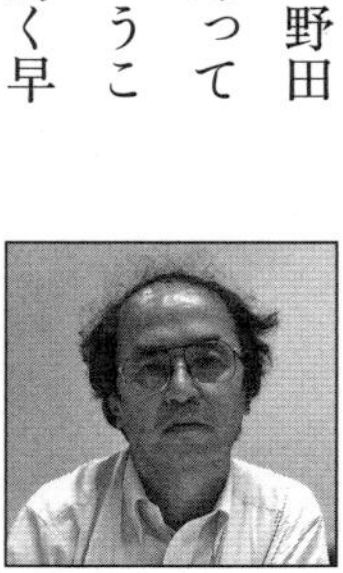
野田耕司氏

以上ご紹介してきたことすべてを幸運と呼ぶのは、知力と情熱の限りを注ぎ込んだ関係者に失礼かもしれません。しかし、これだけのことが重なってＨＩＭＡＣの良好な成績が生まれており、どれか1個でも欠けていたら違う結果になっていたかもしれないことに思いを馳せると、やはり幸運という表現になってしまうのです。そして、その幸運に感謝したい気持ちになります。

第4章　進化は続く

放医研のＨＩＭＡＣは、２０１１年から治療システムの大幅な更新を行っています。これまでも技術で世界を大きくリードしていたのですが、臨床でどれだけ使われるかという普及の部分の弱みを考えなければ、リードはさらに広がると考えられています。この章では、そんな技術的進歩を紹介します。

3次元スキャニング（塗りつぶし）

まず、ビームを広げて腫瘍全体に当てる方法から、細いままのビームで腫瘍を塗りつぶす方法への変更が行われました。この更新によって、従来以上に副作用が少なく、治療期間が短くなり、より経済的な治療法に進化することが期待されています。

新旧の違いは文章にすると若干ややこしいので、以下は図と照らし合わせながらお読みください。

従来法は、拡大ビーム照射法と呼ばれており、加速器から取り出される幅数ミリ程度の細いビームを「散乱体」と「ワブラー電磁石」で幅10～20センチに拡げた後、そのブラッグピークを「リッジフィルター」で深さ方向に拡大、さらに、腫瘍断面の形に合わせて作成した「コリメーター」で余分なビームはカットし、深さ方向の余計なブラッグピークを「ボーラス」で前方へズラしていました（図1上）。

　加速器の制御という面では単純で安定した方法である代わりに、カギカッコで囲われている道具が必要なのです。特に最後の二つは、患者一人ひとりにオーダーメイドで作成され、その作成に数日かかります。また散乱体やフィルター、ボーラスを通過する分、ビームの質が悪くなり、使い終わった後のボーラスなどが放射性廃棄物となる欠点もあります。

　対して新しい照射法は、3次元スキャニング照射と呼ばれます。細いままのビームで腫瘍のある深さの断面を塗りつぶし、次に少し浅い断面を塗りつぶし、というのを繰り返して、全体で腫瘍をそっくり立体的に塗りつぶします（図1下）。

図1：照射法の新旧比較

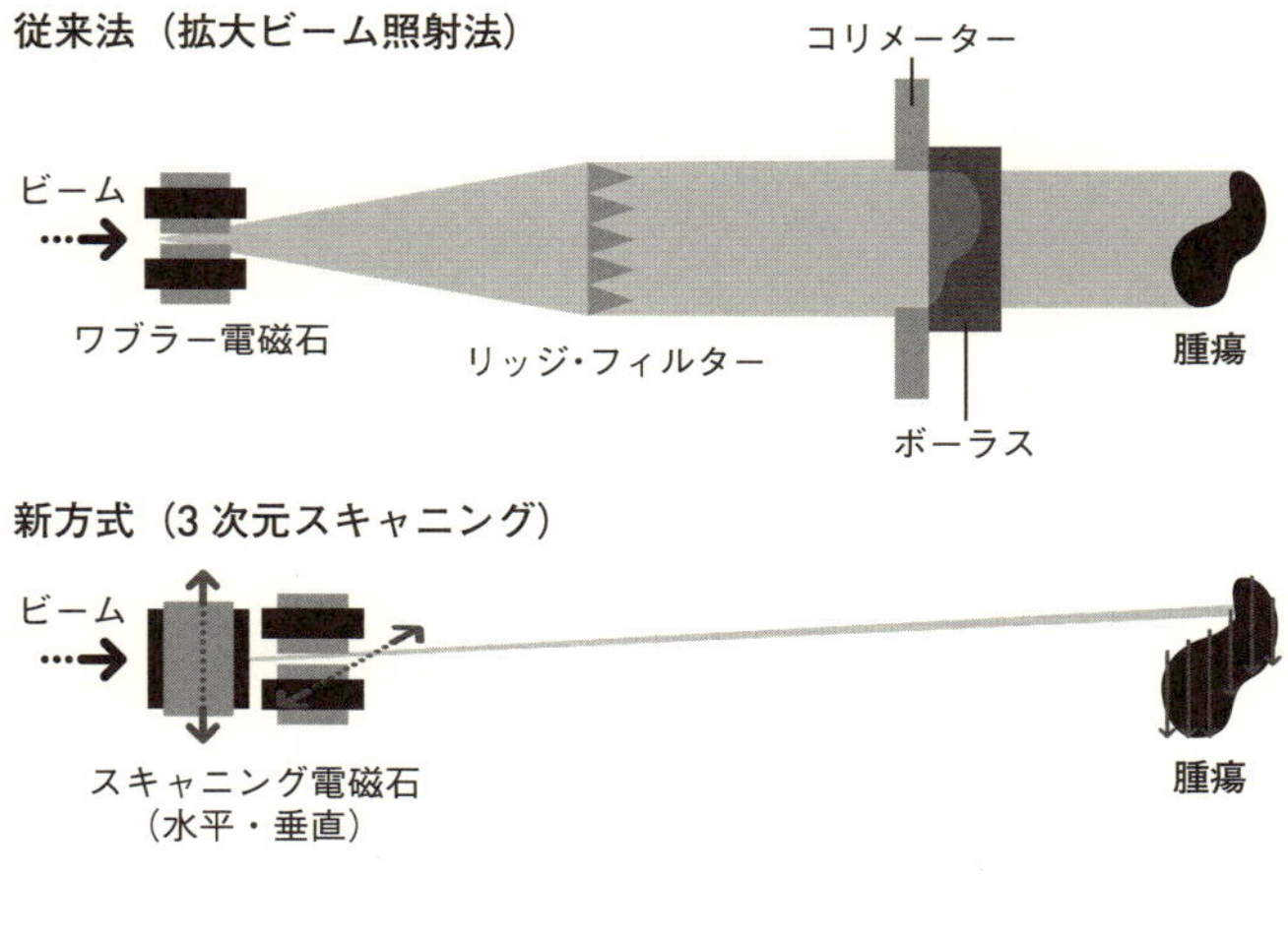

ビームを腫瘍の形そのままに当てるので正常組織への影響を減らすことができ、重要臓器に隣接したがんなどに大きな威力を発揮すると考えられています。また、ボーラスとコリメーターが不要なので、治療開始までの待ち時間が短くなり、不要なビームをカットする際に発生する中性子、そして放射性廃棄物も減ります。何週間かかかる治療期間中に腫瘍が縮小してきたような場合も、その形に合わせて照射範囲を狭めることができます。さらに、ビームの利用効率が高く、その強度を低く運用できるため、もし新たに施設を建設するなら放射線遮蔽に必要な建屋のコンクリート壁が薄くても済むようになります。

つまり、副作用が減ること、結果として1回あたりの線量を増やして照射回数を減らすのに貢献すること、治療に必要な道具と待ち時間も減ることを期待できるのです。副作用のこと以外は、要するに収支の合う治療単価が下がることにつながります。保険収載や世界展開のことを考えると極めて意義の大きい更新です。この更新を受けて、神奈川県立がんセンターでは、治療開始の最初から3次元スキャニングに挑戦するそうです。

スピード100倍が必要

良いことずくめのように思える炭素イオン線の3次元スキャニング照射ですが、実は既に

1997年からドイツ重イオン科学研究所（GSI、現在はハイデルベルク大学に移行）で実施されていて、しかしその成績は、拡大ビーム照射法のHIMACほどには評価されてきませんでした。

評価の低かった大きな理由が、呼吸同期照射ができず、患者数の多い胴体のがんに使えなかったことです。1997年ということは、HIMACで既に前年から呼吸同期照射が始まっていました。しかし当時の技術では、3次元スキャニングと呼吸同期を両立させることができなかったのです。

この技術的な限界は、HIMACで3次元スキャニングが導入されるまでに長期間を要した理由でもあります。「もっと早く挑戦するべきだったのかなとは思いますけれど、怖くてできなかったんですよね。もし意図通りに当たらなかったら、すぐ命に関わるような事故ですから」と遠藤真広・九州国際重粒子線がん治療センター副センター長は振り返ります。

呼吸同期照射を用いると、腫瘍の位置の誤差は数ミリに収まります。拡大ビームならそれで十分なのですが、スキャニングの場合はビーム自体の幅が数ミリしかありませんから、腫瘍の一部を逃がしてしまう可能性、正常組織に大量に当たってしまう可能性もあります。どうしたらよいでしょう？

「塗り絵をムラなくキレイに塗るには、一気に塗らないで、薄く何度も塗り重ねますよね。それと同じ原理です」と古川卓司・放医研重粒子医科学センター次世代重粒子治療研究プログラム照射ビーム研究チームチームリーダーは解説します。

ただし、呼吸に伴う臓器の動きを無視できるほど素早く1回分を照射し終えないと、塗り絵の途中に紙が動くようなもので、ムラを避けることはできません。また照射全体を見た時に、これまで数分で済んでいた拘束時間が大幅に増えたら、ベッドの上でじっとしていなければならない患者にとってはむしろ苦痛が大きくなってしまう可能性もあります。

これらの問題を避けるためどうすればよいのか、スキャニング法開発着手の前にシミュレーションしてみたところ、スキャニング照射のスピードをドイツの100倍にできたら大丈夫だろうということになったそうです。

「コンピューターやエレクトロニクスの進歩があったからこそ、先輩たちが自信を持てなかったことも実現できたと思っています」

ただスピードを上げればよいというものではなく、狙い通りの位置に狙い通りの量のビームが届いているかモニターして、何かあったらすぐ止められるようにしておかないと、その昔に懸念された「命に関

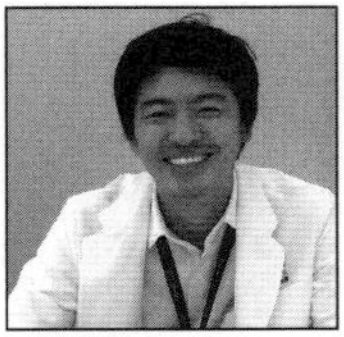
古川卓司氏

わるような事故」が現実のものになってしまいます。

このビームのモニターを付けられたことに関しても、ＨＩＭＡＣのノイズの低さは価値を発揮しています。「線量モニターは、ビームの量を％の精度で見ないといけません。ナノアンペアの世界です。対して、ＨＩＭＡＣの電源なんかだと2千アンペアとか3千アンペアとかあります。電源ノイズのお釣りがアースから入って来ちゃったら、何をモニターしているんだか分からなくなって、制御エラーを起こす危険があります。こういう大きな設備は、一度造っちゃうとノイズが出ても原因がなかなか分からないし、改修も極めて難しいので、そういうことがないのは助かります」と古川チームリーダーは話します。

なお１００倍は、ビームの走査スピードを10倍に上げ、治療計画を工夫して5倍効率良く、シンクロトロンの運転方法の変更でビームを打てる時間を2倍にすることの組み合わせで達成されました。

このうち前二つの「10倍」と「5倍」は、理詰めの技術進歩によってもたらされたものでしたが、最後の「2倍」は建設当初に平尾泰男氏を招聘するためだけに設けられた二重リングがあったことをきっかけに達成されたものでした。若干脱線しますが、物事というのは長い目で見ないといけないなと思わせてくれるエピソードなので、ご紹介させてください。

時計を止める

この二重リングと最後の「2倍」の関係を理解するためには、まずシンクロトロンの運転方法について理解していただく必要があります。

加速器は名称の通り、低い速度で飛び込んできた荷電粒子を、目的とするエネルギーに達するまで加速する装置です。物理法則の制約の中、単位時間あたりの速度の上げ方は厳密に制御されています。ビームを使い終わったら、逆の手順で速度を落としていき、環境への影響が許容範囲まで下がったところで粒子を捨て、それから改めて新しい粒子を取り込んで加速していきます。

これを図示すると、**図2上**のようになります。HIMACの場合、速度を上げるのに約1秒、目的のエネルギーで維持するのが約1秒、速度を落とすのに約1秒という運転を当初は行っていました。この方法をパターン運転と呼びます。

この図を見て多くの人が考えるのは、こんなに頻繁に上げ下げせず、目的とするエネルギー状態で維持する時間をもっと延ばせないのだろうかということだと思います。このように目的のエネルギー状態にある時間を延ばす方法を、フラットトップ延長運転と呼びます（図

2下）。

これは、HIMACでは簡単に実現可能でした。なぜなら、「単位時間あたりで厳密な制御」の基準となる時計を止め、加速減速が起きないようにする「クロック停止」という機構が、最初から組み込まれていたからです。「ビームのテストをする時なんかに、照射がブチブチ切れると面倒なので、早くから使っていました」と野田耕司・放医研重粒子医科学センター物理工学部長は話します。

さて、ビームを人体に照射した場合、粒子のエネルギーによって体の奥どこまで入っていくかの飛程が定まります。このため、パターン運転で3次元スキャニング照射をする場合は、必要な飛程ごとに上げて下げてを繰り返すことになります（**図3上**）。ドイツは、この方式です。

上げたり下げたりしている最中は照射をできませんの

図2：シンクロトロンの運転法

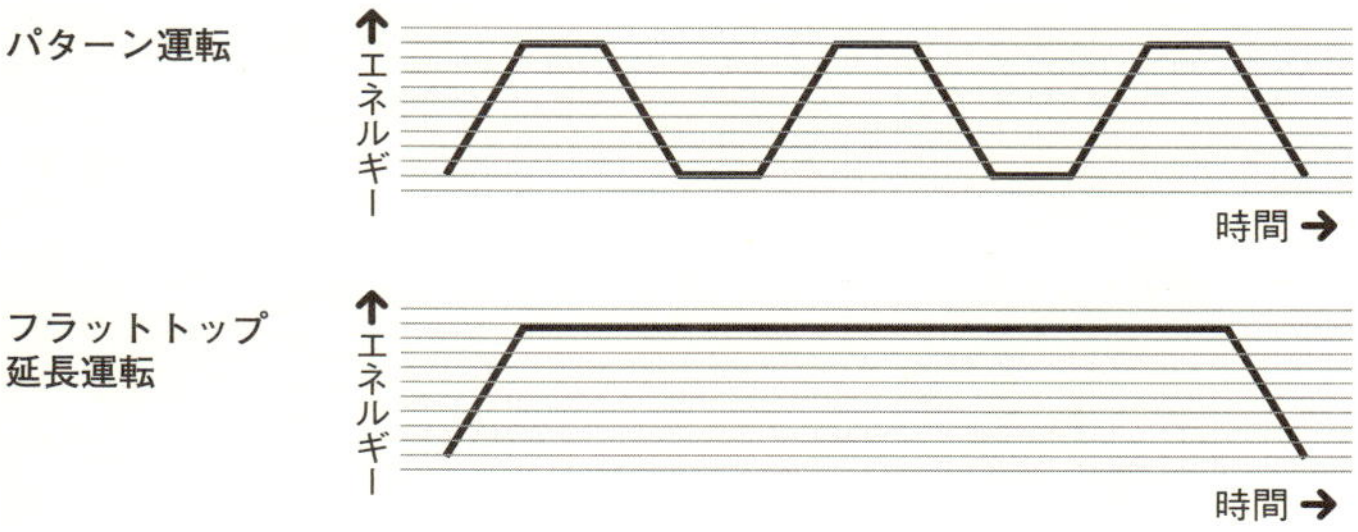

で、例えば40段階のエネルギー切り替えをするとした場合、上げ下げするだけで約2分かかってしまうことになり、3次元スキャンニング照射をした時に患者さんの拘束時間が大幅に伸びてしまう可能性もありました。

ところで実は、上げ下げの部分を拡大して見ると、**図3左下**の丸内のように細かな階段状になっています。

この階段のどこかで時計を止めて踊場を作ったら、そのエネルギーのビームも照射に使えるのでないか、と考えついたのがコロンブスの卵で、エネルギーを変えた直後に出てくる不安定なビームは捨ててしまうというひと手間を加えれば、問題なく照射に使えたのです。こうして、多段減速運転（**図3下**）が実現しました。

図3上と比べれば、ビームを打てない時間帯が極めて少なくなっていること、一目瞭然ですね。これが「2倍」の正体で、この運転法は2011年に特許として認めら

図3：3次元スキャニングの際の運転方法

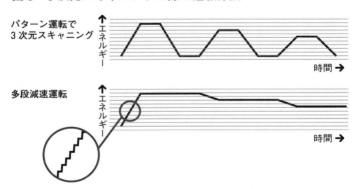

れています。

不要の仕組み

以上、HIMACに「クロック停止」機構が付いていたためにフラットトップ延長運転が行われ、フラットトップ延長運転に慣れていたことが、多段減速運転を思いつくことにつながった、と見ることができます。

このように大きな意味を持ったと考えられる「クロック停止」ですが、他の粒子線施設には組み込まれていませんでした。通常の運転をする限りは、全く不要の仕組みだったからです。

普通なら省くような不要の仕組みをわざわざ入れたのは、HIMACのシンクロトロン建設を仕切った佐藤健次・医用重粒子線研究部第2研究室長（当時、現在は大阪大学名誉教授）で、しかもその目的は現在の使われ方とは全く異なるものでした。

佐藤氏は、当時のことを回想して、以下のような文章を書いています。

――（平尾泰男）先生はHIMACを2台のシンクロトロンにすることに熱い思いを持っておられ、その実現に取り組んだ筆者は少なからずストレスを感じた。しかし、2台のシンクロトロンであるがゆえに、シンクロトロンが1台だけのときには不要と思える、「クロック停止」と呼ぶ制御機能を設けておいた。（アルス文庫、『シンクロトロンでは電源良ければ全て良し』より）

つまり、ニューマトロン計画の夢破れた平尾氏が放医研へ移籍する決定的な理由となった二重リングが、「クロック停止」誕生のきっかけになっているらしいのです。

これには、HIMACが、その巨額の建設費を正当化するために、平日の昼は治療に使うけれども、夜間や休日は物理の実験に使うことになっていたことが影響しています。物理実験で使う際は、治療に使うのとは違う粒子や違うエネルギーになります。

「昼と夜とで違うエネルギーの粒子を加速しようとする場合、当時の教科書的には、いったん最大出力まで上げて初期化してから目的の出力まで下げていく手順になっていたんですな。そうしないと、ヒステリシス現象（※）の影響を受けてしまうと言われていました」と、佐藤氏は解説します。

※ある物理的状態が、現在加えられている力だけでなく、過去に加わった力も「記憶」して定まること。この場合で言うと、停止前に加速していたものによって、再運転後の状態が変わることになります。

そんな影響を受けたら、照射に使うビームの状態が一定しないことになり、線量分布がどうのこうの言う以前の問題です。このため、いったん最大出力にして前の「記憶」をリセットすることになっていたというのです（現在では、この方法は使われていないそうです）。先ほどの上げ下げの話に似ていますが、ＨＩＭＡＣは治療の時に最大出力の半分程度までしかエネルギーを上げませんので、装置そのものへの影響という意味では全く異なる話です。

「2台のリングで同時に最大出力まで上げたら何が起きるか怖くて、そこで片方の初期化が終わるまで、もう片方は止まって待ってなさいということをできるようにしたんです」

二重リングのシンクロトロンはＨＩＭＡＣにしかありませんでしたから、「他の所で、クロック停止を考えつく理由も、作る理由もないですよ」と佐藤氏は言います。

回転ガントリー

3次元スキャニングの話が随分と広がってしまいました。話をＨＩＭＡＣの技術更新に戻しましょう。現在は照射深度を切り替えるシンクロトロンの制御は11段で、細かい所にはレンジシフターという物体も使っていますが、近々にシンクロトロンの運転だけで２００段の照射深度切り替えを行う予定だそうです。

さて、ビームを精密に当てられるようになればなるほど、その場所に腫瘍が確実にあるということも大事になります。そこを改良する更新も行われています。

胴体にあって呼吸などと一緒に動く腫瘍を逃がさないため、これまでは、体表面にマーカーを貼り、決まった範囲にマーカーが来た時だけ照射するという呼吸同期の方法が取られていました。しかし、体内の腫瘍の位置は、呼吸だけでなく心拍などの影響も受けるため、必ずしも体表の動きと一致して定まるわけではないということが分かってきています。また、実はビームの通り道にどのような組織があるかによって、その飛程（塗りつぶす深さ）が伸び縮みするので、腫瘍までの通り道に骨などはない方が望ましいです。つまり、標的が体内で障害物なく狙った位置にある時だけビームを照射したいのです。

このためＨＩＭＡＣでは、患部をＸ線で透視して呼吸パターンを認識、リアルタイムに腫瘍の位置を計算し、治療計画で設定した位置に腫瘍がある時にだけビームを照射するようシステム更新を行いました。これも、より精密に当てられることで1回あたりの線量を増やせて、照射回数を減らせることにつながります。

さらに近々、患者の周囲360度どこからでも3次元スキャニング照射できる「回転ガントリー」を導入予定です。これまでビームは、ベッドの横からと上からのみ照射されていました。そのため腫瘍の位置や形によっては、治療の途中で体の向きを変える必要があったり、斜めなど不自然な体勢で静止している必要があったりで、患者に苦痛であると同時に位置決めや固定具づくりに時間がかかる原因となっていました。

回転ガントリーが実用化されると、1回の照射の間、患者は体勢を変えることなくベッドに寝ているだけでよくなり、体勢を変えると一緒に動いてしまう体の中の臓器の位置もほぼ一定になるので、位置決めが早くなる上に照射の精度も上がります。

回転ガントリーは、陽子線では普及している技術ですが、炭素イオン線では、ビームを曲げるために強力な電磁石が必要で装置も巨大になってしまうという壁がありました。先行したドイツ・ハイデルベルク大学の場合、ガントリーの重さが600トンにもなり、それを支えるための構造と建屋も巨大にならざるを得ませんでした。HIMACでは、超伝導電磁石を導入することで重さ300トン、半径5・5mと陽子線と同程度の大きさに抑えました。超伝導電磁石を使った場合、何かのきっかけで装置そのものが破壊されてしまう（クエンチと言います）リスクもあるため、そうならないよう慎重に進めたそうです。

回転ガントリー導入によって、患者の苦痛が減るだけでなく、治療計画作りや実際の照射など患者1人に要する時間を減らすことにもつながると期待されており、そうなれば1施設で一定期間に治療できる患者の数が増え、照射費用低減につながります。山形大では、この回転ガントリーを最初から導入する予定だそうです。

また、超伝導電磁石を回転ガントリーに使ってみて、安定稼働できるということが確認されれば、主加速器であるシンクロトロンの方にも使える可能性が出てきて、その場合は施設がコンパクトになって省電力化が図れます。現在は20ｍ必要なシンクロトロンの直径（ただしＨＩＭＡＣの場合は炭素より重いイオンを加速する想定だったため37ｍ）が10ｍ程度で済みます。これは現在の陽子線のシンクロトロンより、ほんの少し大きいだけです。ガントリーの大きさが陽子線と同程度になったこともあり、これから陽子線施設の維持延命が困難になった場合に、改造して炭素イオン線施設へと甦らせるということが絵空事とは言えなくなってきました。

東芝・会計不祥事の影響

さて、実は困った問題もあります。

この章で説明した三次元スキャニングシステムや回転ガントリーの設計製造を行ったメーカーは、東芝です。つまり、日本の技術的リードは、東芝の中にノウハウとして蓄積されています。そして皆さんの記憶に新しいように、東芝は２０１５年、過去数年間にわたって不適切な会計処理を行っていたと公表、経営陣の入れ替えと決算修正を行いました。

そして、重粒子線技術自体も不適切な会計処理の対象となっていたのです。しかも対象となったのは放医研のシステムだけではありません。12月に治療が始まる神奈川県立がんセンターの装置でも不適切な会計処理がありました。2015年7月20日付で出された第三者委員会調査報告書（全文版）によると、以下のように記されています。この「A案件」は、神奈川県立がんセンターのシステムのことです。

——A案件

ア　A案件の概要

本案件は、電力社（筆者注・東芝は社内カンパニー制を敷いており、そのうちの電力システム社のこと。原子力など発電関係の業務を担当。重粒子線治療装置も扱う）が、2012年1月に、A地方自治体から、システム装置の製造を、納期2016年3月（当初）、契約金額71億円で受注した案件である。

イ　問題となる会計処理及びその適切性

電力社は、2011年10月24日の電力社受政会議において、A案件に係るNETの集計値は90億円であったものの、同種案件の将来における拡販につなげるために受注実績をつくるという事業戦略上の必要性から入札に勝つため、競合等の状況を踏まえてNETのチャレンジ値として70億円を設定した上で、入札価格を71億円と決定していた。もっとも、70億円というNETの見積りには、今後のコスト削減交渉等が成立することが前提とされるなど、具体的な裏付けのないコスト削減策が含まれていたが、電力社は、受注時に工事損失引当金を計上しなかった。

また2013年8月12日時点で、NETの見積りが88億円である旨報告されていたが、同年9月には、NETをSPと同額の71億円と登録して工事進行基準による売上の計上を開始している。しかし、登録された71億円というNETには裏付けとなる具体的な見積りは存在せず、さらに、2014年3月には、NETの見積りが89億円である旨報告されていたが、見積工事原価総額の変更はなされず、その後、NETの増加を認識し、2014年12月に至って初めて工事損失引当金を計上した。

（後略）――

この文章に出てくるNETとは、東芝の営業部から見たコストの総額のことで、社内工場の利益も含んでいるため、会社全体で見た厳密なコストよりは高くなります。SPとは、一般的に言うと売上として予定されている金額のことです。要するに、重粒子線装置の市場には将来性があると見て、受注実績とするため、コストを積み上げたら88億円になったものを71億円という安値で落札し、赤字になることは想定できたのに、その損失を引き当てるよう会計処理しなかったので、途中の年度で利益が水増しされたということになります。

次に報告書に出てくるB案件が、放医研の回転ガントリーシステムのことです。

――B案件

ア　B案件の概要

本案件は、電力社が、２０１３年5月に、B国立研究開発法人から、同研究所内に設置するシステム装置の詳細設計及び製作一式を納期２０１５年3月（当初）、契約金額21億円で受注した案件である。

イ　問題となる会計処理及びその適切性

B案件において、電力社は、２０１３年4月23日の原子力受政会議においてＮＥＴの集計値を34億円と見積もっていたものの、事業戦略上の必要性から22億円で入札することとし、結果的に21億円で受注した（なお、追加契約により受注金額は２０１３年度第４四半期に22億円に変更されている。）。このため、受注時から工事損失の発生が見込まれていたが、電力社は受注時点では工事損失引当金を計上しなかった。その後の翌四半期以降も、工事損失引当金の計上はなされていない。

またB案件において、電力社は、受注時には見積工事原価総額が信頼性をもって見積もれる状態になっており、工事進行基準適用の要件を満たしていたにもかかわらず、工事進行基準による売上の計上を開始していなかった。

（後略）――

こちらは12億円の赤字覚悟で落札していながら、そのことを会計処理していなかったので利益が水増しされたということになります。

想定される損失を引当計上しておかなかったことについて、上場企業の会計処理としては擁護の余地がないでしょう。

その一方で、ごちゃ混ぜに議論したらいけないのは、赤字落札したことの是非です。事業の将来性を見込んで赤字覚悟で落札に行ったこと自体は、そこに明確な将来ビジョンがあるなら、経営判断です。責めるべき筋合いのものではありません。特に超伝導ガントリーの方は、世界で初めての装置ですから、コストを研究開発投資と見ることもできます。

例えばアップルのｉＰａｄやｉＰｈｏｎｅが最初に発売された時、確実に売れるマニア向けの台数で、研究開発費まで全部賄おうとして値付けしていたら、とんでもない価格になって、今のように世界的に普及することなどあり得なかったわけです。この赤字受注が「損して得取れ」になるのかは、長い目で見る必要があります。

一つだけ確実に言えることは、世界をリードする公費由来の知財を、東芝が現時点で持っているということです。重粒子線治療装置を扱う事業部門の電力システム社は、そもそも東芝が経営不振に陥るきっかけとなった原子力関係の部署でもあるので、経営再建とか何とかの理由で部門ごと外資やファンドに切り売りされたりしないよう目を光らせていないといけません。

第5章

この素晴らしい遺産を捨てるのか

重粒子線（炭素イオン線）治療は、時代と人の巡り合わせが幸運に重なって日本の宝とも言えるまでに育ったこと、その技術的前途は明るいことをご紹介してきました。

その一方、国内普及の面で暗雲が立ち込めていることも2章で説明しました。厚労省は、極めて不誠実な態度で健康保険適用を認めないできました。そして、今度は先進医療Aからも外そうとしています。

先進医療Aから外すことになったのは、先進医療特約の給付が際限なく膨れ上がることになる保険会社からクレームが付いたからだという情報もあります。もしそうだとすれば個人的に思うことがないわけでもありませんが、ルール通りに運用せよと要求するのは当然の権利なので、やはり問題の本質は健康保険適用を避け続けてきた厚労省の姿勢の方にあると考えます。

大した効果もなく何百万円もするような医薬品に健康保険適用が認められることもあるのに、なぜ重粒子線（炭素イオン線）治療はここまで冷遇されたのでしょうか。

鎌田氏から「最初は怖かったけれど途中から応援団になってくれた」と評されていた頭頸部外科医の海老原敏・重粒子線がん治療ネットワーク会議委員長（元国立がんセンター東病院院長）は「手術だったら、問題になるのは安全性だけで費用対効果なんて誰も言わないのに、あまりにダブルスタンダードです。患者さんにとって何が最善かで判断すべきでしょう」と憤りを隠しません。「比較試験しろと言うけれど、放射線の晩期障害の有無は10年以上経たないと判定できません。対象患者の条件を揃えて治療後10年以上追跡するのは非現実的ですし、これだけ実績のある重粒子線で、希望する人を別の治療に振り分けちゃうなんて、非倫理的で許されませんよ」

費用対効果自体も乗り越えられない障害ではなく、いったん保険適用してしまえば改善していくはずなのに、陽子線と一緒くたに扱われることで可能性を摘まれていることは2章で説明しました。HIMACで治療を受けた経験者たちも、この厚労省の姿勢を苦々しい気持ちで見ています。

「本当に素晴らしい治療で、しかも日本発。医療の装置なんて、アメリカやドイツから輸入して貿易収支を悪化させているものばかりなんだから、今のうちに健康保険を適用してどんどん治療して発展させて、世界中に輸出すればいいのに」と話すのは、1989年から4期16年間、岐阜県知事を務めた梶原拓氏です。筆者が朝日新聞の岐阜県庁担当記者だった時の知事でもあります。

梶原氏の発言は荒唐無稽でも何でもなく、安倍晋三内閣の成長戦略

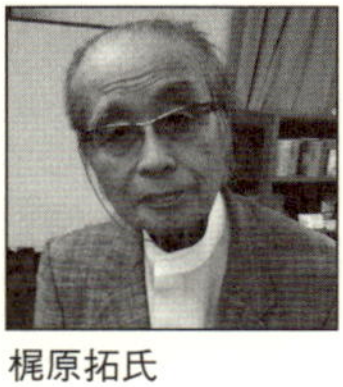
梶原拓氏

の一環として2013年6月に策定された健康・医療戦略に「重粒子線がん治療装置について、小型化・高度化に関わる研究開発や海外展開を視野に入れた研究開発を行う」と書き込まれています。文書が公表される直前の5月19日には安倍首相自ら、稼働し始めたばかりの佐賀の九州国際重粒子線がん治療センター（サガハイマット）へ視察に行ったほどです。

話を梶原氏に戻すと、元々は建設省で都市局長まで務めたキャリア官僚だった氏は、知事在任中の03年1月、70歳の時に県立病院で前立腺がんを発見され、その6月に放医研病院に4週間入院して重粒子線照射治療を受けました。高度先進医療に承認される直前だったので、治療費はかかりませんでした。

「とにかく痛くも痒くもなくて、1回25分くらいの照射を受ける以外することがないから、入院仲間たちと毎日のように遠出の散歩をしてたよ。その仲間たちとは今も定期的に会ってるけど、皆が元気」

治療ですっかり健康を取り戻した梶原氏は、退院直後の9月に全国知事会会長に就きます。装置の素晴らしさに感動し、県立病院に重粒子線治療を紹介する窓口を設けさせたと言います。

もう1人。東京都中央区で雑貨販売会社を経営している忍澤善夫氏

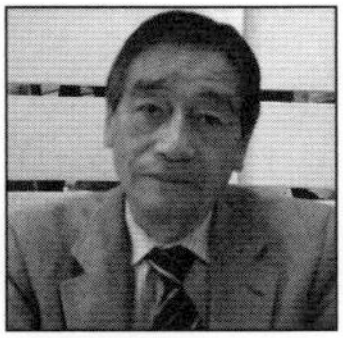
忍澤善夫氏

は「別に私が得するわけじゃないけど、こんなに良い治療なんだから、誰もが健康保険を使って受けられたらと思うのが自然のことじゃないですか」と言います。「重粒子の会」という治療経験者の患者会をつくり、２００８年に健康保険適用を求める要望書を厚生労働大臣と文部科学大臣宛に提出しました。

やはり前立腺がんで、高度先進医療承認直後の04年2月、66歳の時に40日間入院して治療を受けました。

「といっても、金曜午後には抜け出して、金・土・日・月は自宅と事務所で仕事をしていました。だから、入院していることを、仕事の関係者は誰も知りませんでしたよ。私の時は最初だったから入院したけど、今なら外来で受けられるから、負担は健康診断と変わらないですよね」

３１４万円の自己負担分は、三大疾病を対象とした保険に入っていたので、全く問題なく賄えたと言います。

重粒子線治療に健康保険が今でも適用されていないことについて思うことを尋ねたところ、梶原氏と忍澤氏は、示し合せたかのように同じことを言いました。

「ＨＩＭＡＣは、文科省の所管する施設だから、厚労省にやる気がない」

ちなみにＨＩＭＡＣに最初の予算を取り「10年で臨床応用」という絵を描いた間宮馨・元放医研企画課長も「臨床応用の後は当然に保険適用と思ったのに３００万円かかる話になってしまって癪に障る」と言います。

建設省と科学技術庁の局長までやった元キャリア官僚が口を揃えるのですから、重粒子線に関する厚労省のやり方が、霞が関の常識から見ても変であることが分かります。厚労省の態度の背後に、「高額なので健康保険財政が破綻しかねない」という建前とは違う何かが隠れていると見て間違いないでしょう。

１人３００万円という過大な言い値を、１施設あたり年１０００人分（現状から考えると相当に過大な想定です）払ったとしても、神奈川まで含めて計５施設で年１５０億円、国民１人あたりに直せば月10円です。年約35兆円に達する健康保険財政破綻の原因になど、なるはずがありません。

折しも先進医療会議が開かれたのと同じ２０１５年８月、国内に20万人以上の感染者がいるＣ型肝炎１型の治療薬「ハーボニー」に対して、治療１コース12週間分で約６７３万円という薬価での健康保険適用と、患者の自己負担を１カ月最大２万円に留め、差額の６６０万円以上は健康保険で負担するということが決定しています。もし感染者全員が使ったら

1兆3千億円です。米国製で、この先副作用が出る可能性だってある新薬に対する大盤振る舞いと、20年以上の実績があって日本自慢の炭素イオン線に対するケチケチぶり、この違いの理由を厚労省は国民に対して合理的に説明できるのでしょうか。

そもそも炭素イオン線の1人あたり照射費は今よりずっと安くできるのだということは、2章でも説明しました。陽子線まで一緒くたにするから、照射費用を安くできる可能性が隠れ、想定される費用が何倍にもなって、話がややこしくなるのです。

陽子線施設が困る

この重粒子線と陽子線を一緒くたに扱う背景として指摘しないわけにいかないのが、梶原氏たちも指摘している省庁の縄張り争いです。

単に、重粒子線治療を推進してきたのが旧科技庁所管の放医研だったというだけでなく、旧厚生省（現厚労省）所管の国立がんセンター東病院（現国立がん研究センター東病院）が我が国で最初に専用の陽子線治療施設を設けた病院だったことも見逃せない要素です。

米国の外圧をきっかけに整備された施設だったことは3章で記しましたが、きっかけは何だったにせよ厚労省が省として推進していたのは陽子線だったわけです。これも3章で説明したように、1992年に米国が重粒子線の研究を中止して陽子線に絞ったという経緯があって、厚労省と医療界の主流派たちは「米国でさえ成果を出せなかった重粒子線の研究など予算のムダ」と捉え、本命は陽子線という考えに凝り固まっていたと思われます。たしかに、高LET線としての炭素イオン線の威力がハッキリするまで、また同様に線量分布良好な低LET線で費用は圧倒的に安いIMRTが普及するまで、であれば、建設費が重粒子線に比べれば安く、しかも回転ガントリーと3次元スキャニングを使える陽子線の方が有望と考えて無理はない面もありました。

その予測通りに陽子線が重粒子線を上回る結果を出していたならば、それ見たことかと、スンナリ陽子線だけ健康保険適用まで行ったのでないかとも考えられます。1998年に治療を開始して施設が安定稼働せず困っていたという証言のある陽子線の方が2001年に高度先進医療として認定されたのに対して、4年も早い1994年に治療を開始し、しかも施設が安定稼働していた重粒子線が高度先進医療に認定されたのが2年遅れの2003年だったことなど、厚労省が陽子線を優遇していた状況証拠はあります。

ただ、今になってみれば、厚労省と主流派たちは、明らかに判断を間違えました。IMRTが普及してしまった現在、需要と供給のバランスが釣り合う所で普通に価格を決めさせたなら、炭素イオン線は生き残れるけれども陽子線は生き残れないでしょう。

陽子線施設大国で、通常の医療費自体が日本よりはるかに高額、つまり高額な治療が多い米国ですら、陽子線の治療費は高過ぎる、と保険適用から外す動きが出てきているようです。

放射線医療の関係者は、私が書いてきたような陽子線と炭素イオン線の違いをよく分かっているわけですから、一緒くたに扱うことの不合理さを本来であれば世の中に知らしめる義務があります。ところが困ったことに（厚労省と米国の動向ばかり見ていたら当然の判断）、全国各地で数多くの陽子線施設が出来てしまっており、その当事者になってしまっている人が多いのです。2章で説明したように陽子線は費用引き下げの余地が少ないので、価格を下げて保険適用されたら困る、炭素イオン線と別物扱いされたらもっと困る、というジレンマに陥っています。

炭素イオン線だけ生き残るという厚労省と陽子線施設関係者にとって悪夢のような事態を避けるため、炭素イオン線が広く健康保険適用をめざしたりしないよう、沈まばもろともと抱きついて護送船団を組ませているように見えて仕方ありません。

値段を下げて健康保険適用という国民から見て最も望ましい選択への機運が、なぜか業界内から出てこないのは、こういう事情です。

米国に特許化されてからでは遅い

重粒子線と陽子線を別々に評価するか一緒くたに扱うか、実は国内だけの問題ではありません。60頁から載せた重粒子線施設と陽子線施設の表を、もう一度ご覧ください。炭素イオン線と陽子線との間で評価に差が付いて、陽子線の将来性は明るくないと世界に知れ渡った時に最も困るのは、明らかに米国です。追いかけようにも、国内にあるのは陽子線施設ばかりで、重粒子線施設がありません。本書冒頭にも書いたように米国勢は慌てて重粒子線施設の整備を始めたようです。

医療に関するノウハウを知財化して売り付けることに関して、米国勢にかなう者はありません。折しもＴＰＰが成立しそうです。その詳しい合意内容は全く明らかになっていませんが、医療行為を特許として認めるよう米国が要求していたという情報があります。たとえ技術は日本の独壇場だったとしても、日本人の発想にない装置の使い方で特許を取られるという可能性は十分にあります。

米国で施設整備が終わるまでの数年間は、その心配がありません。むしろ逆に知財化して米国勢に対して売るということも可能です。ＴＰＰが導入されたら、バイオ医薬品などの知財を散々売り付けられることが想定されるわけですから、少しは日本勢も稼いでくれないと困ります。もし陽子線施設と一緒くたにすることで何年か足踏みさせてしまって、米国勢も追い付いてきた時には、なぜか特許を売り付けられるという国民にとっての悪夢が正夢となりかねません。

それでなくても、日本がリードしていたはずなのに、国内でゴタゴタしているうちに、いつの間にか輸入させられることになっていた医薬品や医療技術というのは過去に山ほど存在します。それこそＩＭＲＴだってそうです。

私が、特に米国勢の特許化を恐れているのが、手術との置き換えです。炭素イオン線の場合、2章で説明したように、照射回数が1回や2回で済む（しつこいですが陽子線では不可能です）簡単ながんでは、手術の代わりと位置づけることが可能です。体を切られないで済む患者からすれば、むしろ手術より良いでしょう。この置き換えの話を強調するのは、外科医の発言力が強い我が国の医療界ではタブーで、梶原氏は「一般の医者は、患者を自分で治療したいものだから、重粒子線の悪口しか言わないよね」と言い、間宮氏も「重粒子線に保険を認めちゃうと、外科医がおまんまの食い上げになるから抵抗が強いんでしょう」と言います。ただ、いくら国内でタブーでも、外国までタブーに付き合ってくれると思ったら大間違いです。

ガラケー（ガラパゴス携帯電話）に力を注ぎ過ぎた日本メーカーの失敗例が有名ですが、国内に過剰適合した結果、世界で売るチャンスを逃すということがあります。炭素イオン線施設を、難しい治療に使うのではなく、簡単な手術の代替をさせることに特化した施設が出てきて、年に何千人もの患者を治療し一気にノウハウを蓄積されたなら、日本のリードは消し飛びます。しかも米国勢が特許を取った場合、万人が憂いなく受けられるような安い価格で提供されることは望めません。世界中の人たちにとって損失です。

外科医で、本能的に重粒子線への保険適用への拒否感を持つ方がいたとしたら考えていただきたいのですが、激務から外科医志望の若手医師が減り、1人あたりの負担がますます増えているはずです。また、社会が高齢化すればするほど手術に耐えられない患者の割合も増えます。そもそも外科医の仕事を奪ってしまうほどの重粒子線施設は現在もそして恐らく将来も存在しません。患者からボッタくるのでもない限り、保険適用を認めるのに反対すべき理由があるでしょうか？

現実には、各重粒子線施設とも件数をこなすような人員配置になっていませんし、雇おうにも有資格者が不足しています。健康保険を適用しない限り、件数をこなそうという機運が出てこないでしょうし、施設は人を雇おうともしないでしょう。結果として簡単な手術と置き換える使い方も普及しないことでしょう。みすみす逆転され、売り付けられるタネを残しておくようなものです。2章でも書いたように健康保険適用の障害となっているのは照射費用だけで、それは卵と鶏の関係で健康保険を適用すれば安くしていくことが可能です。

安倍内閣が健康・医療戦略に書いた「重粒子線がん治療装置について、小型化・高度化に関わる研究開発や海外展開を視野に入れた研究開発を行う」を本気でやるつもりなら、さっさと健康保険を適用し、使い込んでいく中でノウハウを蓄積させると共に機器類のイノベーションを促さなければ筋が通りません。

こう考えてくると、炭素イオン線に健康保険が適用されないのは、日本全体の利益より医療業界の内輪の利益が優先されているからです。ひょっとすると健康保険適用を妨害している中には売国奴すら混じっているかもしれません。日本絶頂期に生まれた虎の子の遺産を、私たちの世代の内向きな考え方で食い潰してしまってよいのか、もし売り付けられるような事態になった時に後の世代に対して顔向けできるのか、もっと危機感を持つべきです。

人の養成は急務

ただし、1施設あたりの治療件数を増やしていくためには、患者一人ひとりに合わせて正確に診断して治療方針を立て、それを実現するような治療計画を作って、正確に照射するという流れそれぞれに専門的知識と経験を持った人材が必要です。その意味では、現在の有資格者数を前提にする限り、遅かれ早かれ治療件数を思うように増やせないという壁に突き当たることが予測されます。

技術的なリードがあるうちに、人員面で負けている部分は少しでも追い付いておく必要があります。

まず、放射線治療医が全国的に不足しています。世界の研究を圧倒的にリードしている放医研自体が「定員の縛りがあるのと希望者がいないことの両方で慢性的に困っています。給料も安いし、増やしようがありません。ただ、色々な所で重粒子線治療施設建設の計画があると、そこが研修として優秀な人を送り込んでくるので、それで助かっています。今も大阪や山形から来ていて、そういう人たちが常に2、3人います。各地の建設計画が一段落したら怖いです」(鎌田氏)という状態です。

待遇が悪いことは、放射線治療医に限らず、公的機関すべてが抱える問題ですが、本当に国として重粒子線を大事に考えているなら、他の施設に目移りしないで済む程度には配慮すべきでしょう。そして、やはり何より健康保険を炭素イオン線照射に幅広に適用するべきです。それによって、未来が開けていそうだと考える若い医師や医学生の参入が増え、治療可能数もどんどん増え、医療機関側に雇用余力が生まれ、という良循環を狙いたいところです。

もっと足りない職種もいます。治療計画を作ったり装置を保守管理したりする医学物理士です。聞き慣れないと思いますが、日本医学物理学会によれば、治療分野で以下のような業務を担当することになっています。

(ア) 治療計画における照射線量分布の最適化（注）および評価
(イ) 治療装置・関連機器の受け入れ試験（アクセプタンステスト）・コミッショニングの計画、実施、評価
(ウ) 治療装置・関連機器の品質管理・保証の計画、実施、評価
(エ) 治療精度の検証、評価
(オ) 放射線治療の発展に貢献する研究開発
(カ) 医学物理学に関する教育

（キ）患者への放射線治療に関する医学物理的質問に対する説明

（注）より具体的には、医師が指示する処方線量を実現するために、マージン設定、照射方向および各門の重み付けなどの、最適化を実施する。

装置が設計通りの性能を発揮するため、また医師の治療方針が患者の体にきちんと反映されるため必須の職種ということになります。装置の改良を担当するのも彼らです。炭素イオン線の優秀さを担保するため、またノウハウを蓄積して新たな開発につなげるため、大勢抱えておくに越したことはありません。

しかしこの医学物理士、2015年5月現在で全国にたった861人です。その中には、3章に登場した遠藤真広氏、金井達明氏のように病院で実働するとは思えない重鎮も相当数含まれています。1施設に複数人いることが望ましく、同様に医学物理士を必要としている「がん診療連携拠点病院」（粒子線治療施設の多くは違います）だけでも全国に約400カ所あることを考えると、全く足りないことがお分かりいただけると思います。

ちなみに米国では約6千人の医学物理士が活躍中です。これだけの差があると、米国で炭素イオン線施設が稼働を始めたら猛烈なノウハウ蓄積が行われ、一気に追い付かれ追い抜かれるだろうと想像するのを杞憂とは言えないでしょう。

医学物理士は、日本医学放射線学会が1987年から学会資格として認定し始めました。当初、理工系修士以上でないと受験できないということと、それなのに存在や必要性が世の中に知られておらず、しかも国家資格でないということから資格取得者はごくわずかでした。2003年になって、病院で実態として業務を担当している診療放射線技師も基準を満たしたら受験できるようになりました。また系統的に医学物理士を養成するコースがいくつかの大学院に設けられるようになりました。しかし、養成されるのは1大学院あたり年に1人か2人ずつで、しかも依然として国家資格ではないことから、なかなか裾野が広がりません。

これに関して、パイ中間子留学組の1人である中川恵一・東京大学医学部附属病院緩和診療ケア部長（放射線科准教授）は「理工系の博士号を持っているけれども安定した職を得られていない研究者たちにジョブチェンジを促せれば、一気に数は増えますよ」と言います。理系の博士の相当数がワーキングプア状態ということは、STAP細胞騒動の時にもかなり注目を集めました。その人たちの生活が安定し、せっかくの優秀な頭脳を腐らせないという意味でも、日本の放射線医療の底上げをするという意味でも良いアイデアです。ただし現在は、公的医療機関には、医療資格を持たない医学物理士の定員枠がないため、ジョブチェンジを促したくても受け皿がないと言います。「医学物理士を博士号保持者にふさわしい待遇で雇えれば、放射線の治療件数を増やせて、病院は十分にペイするんです。今は一般事務職員の待遇しかできません。バカげてます」と言います。

この「ふさわしい待遇」という意味で注目されるのは、2015年12月から炭素イオン線での治療を始める神奈川県立がんセンターです。診療放射線技師の資格を持たない医学物理士が3人おり、そのうち1人がセンター長に次ぐポストの技監です。もし装置の事故やセンター長に何かあった時には代わって指揮を執る極めて重要な職です。同センターを運営する神奈川県立病院機構の土屋了介理事長は「能力と職責にふさわしい処遇にすることで入って来る人を増やし、育てて優秀な医学物理士を全国に供給したい」と言います。

当座どうすればよいのか

米国との関係も踏まえて警鐘を乱打しました。8月の先進医療会議の流れのまま、限られた症例以外は自費扱いということになってしまったら、炭素イオン線施設の患者数は伸びず、国費の入るHIMAC以外では維持経費すら賄うことができなくなります。せっかくの遺産は立ち枯れます。そうならないよう、すべての良循環を呼ぶ始まりは、厚労省が自らのメンツを脇に置いて、幅広いがんへの炭素イオン線治療に健康保険適用することだ、と重ねて強調しておきます。

ただ2016年4月から、すべての限局固形がんの炭素イオン線治療に保険適用するというのは、これまでの経緯から考えて、健康保険側も施設側も対応不能と思います。何か現実的な打開策を探る必要があります。

まずは、その照射費用を誰が払うのかに影響する先進医療との関係です。

保険会社からのクレームで先進医療Aから外されることになったという情報はあるようですが、粒子線治療が特約勧誘の際に目玉として扱われていたという話もよく聞きますので、一流の企業がそんな詐欺師のようなことはしないと信じます。保険各社には、「お客さんとの約束を果たせなくなるので、先進医療Aから外さないでほしい」との要望を厚労省に出していただきたいと思います。その行動を後押しするため、先進医療特約に加入している方は、それぞれの会社に「厚労省に対して要望を出すのか」と問い合わせていただき、その回答の次第によっては保険見直しを考慮してはいかがでしょう。そこで何とか、あと1期2年は先進医療Aを続けてもらい、その間に次への体勢を整えたいところです。

考えてみれば、何の危機感もないまま先進医療Aに残っていたとしたら、各施設が潜在能力の何分の1かしか稼働しない現状が続くだけで、いずれ米国に追い抜かれたでしょう。その意味で今回の騒ぎは、各施設を強制的にぬるま湯から叩き出すことになり、むしろ良かったのかもしれません。

対がん10カ年総合戦略という巨額の国費つまり国民の税金を使って生まれたという重粒子線治療の公式説明から考えれば、しようと思えば安くできるのに1人314万円払わないと使えない状態が10年以上続いたこと自体おかしいのです。

医療の進歩を促すには民間の資金が必要で、その投資に見合う大きなリターンがないとダメだ、と新しい治療に高く値づけすることを正当化する米国流の考え方が、我が国でも市民権を得つつあります。完全に否定するものではありません。ただ、その考え方が正当化される条件は、投資家が得るリターン以上の価値を社会が得ているということで、そうでなければ持続不可能です。また、対象患者が限られていて価格を高くすることでしかリターンを大きくできない類のものと、対象が広く価格を下げて市場を大きくすることでもリターンを大きくできる類のものは、峻別する必要があります。重粒子線は明らかに後者で、使って社会復帰する患者が多ければ多いほど、社会の利益も増えます。ましてや、公費で研究が進められてきていて、新しくも何ともないのに高額というのは筋の通らない話です。

という風に考えてみると、全く同じ条件で先進医療Aとして残すのでは、危機を2年先送りするだけですし、給付させられる保険会社も不満しか残らないでしょう。そもそも健康保険適用の障害となっているのが費用対効果のわけですから、先進医療の制度趣旨に則り「将来的な保険導入のための評価」に価格面で耐えられるのか検証するということで、例えば1人200万円への照射価格引き下げを条件に先進医療Aに残すというのはどうでしょう。これまで通りの照射費用を請求するなら完全自費か先進医療Bのみ、先進医療Aとして実施したいなら費用を下げる、のどちらかを施設側に選択させるのです。引き下げる施設がたくさん出てきたならば、次の機会で保険適用というのも無理のない選択肢となるはずです。

粒子線施設側からすると無体な話に思えたとしても、先進医療Bか完全自費になってしまってほとんど施設が使われないことを考えたら、よほどマシな話のはずです。何より患者にとってありがたい話ですし、国益にもかないます。数をこなさなければならないとなれば必要な人員を雇わざるを得なくなり、「ジョブチェンジ」の大きな潮流も生まれます。

重粒子線施設はよくても、陽子線施設は対応できないという声もあるでしょうか。たしかに、今後新たに陽子線施設を建設することは不可能になるでしょう。ただ、これをやったら既存の陽子線施設が全部潰れるかと言えば、そうとも限りません。実は陽子線施設でも、初期費用を電力会社やメーカーからの寄付で賄っていて、そんなに借金を背負っていない場合も多いので、実際の費用の下限値は2章で試算した1人250万円より低くなります。あの章で示した大阪府立病院機構の試算によれば維持経費と人件費を賄うだけなら年10億円稼げば済みますから、やはり2章で試算されていた1日8時間240日稼働で年最大650人に治療できるということからすると、受ける患者さえいれば200万円でも充分に採算は合うはずです。スタッフと患者さえ確保できれば、1日8時間より、あるいは年間240日より稼働を増やすことだって可能で、そうなればさらに下限値は下がります。

健康保険適用の際、当座の目安となるであろうIMRTに健康保険で認められている費用は1人120万円程度です（照射回数によって変わります）。この金額、これから新規に建設する陽子線施設では無理にしても、既存の施設では経営の工夫次第で何とかならないことはありません。そこまで下がれば、線量分布の良好な治療を行いたい患者に、健康保険で陽子線とIMRTのどちらかを使うという道も拓けます。

何をバカな、そんなに対象患者がいるわけはないだろう、と感じる方は、自ら情報収集する患者か運の良い患者しか粒子線治療やIMRTを選ぶことができないでいる現状を、将来も続けるべきと考えていることになります。

8月の先進医療会議に日本放射線腫瘍学会代表団の一員として参加していた中川氏は、

「そもそも現在のリニアックが今後とも主流であるべきであるかどうかは議論のあるところだということはちょっと考える必要があるのではないかという気がします」と述べました。先進医療会議の委員にメッセージが伝わったのか定かではありませんが、線量分布が粒子線やIMRTに比べれば良くない（つまり副作用の出る可能性が高い）と分かっているリニアックによる放射線治療を、今後も標準治療として位置づけ続けるのか、という根源的なことを考える必要はあるのでないでしょうか。

さて、陽子線治療施設の中には、価格が下がってしまう健康保険適用をあきらめ、高額での自費診療に活路を見出す所もあるかもしれません。ただし、その場合は、外国人富裕層も集めないと、充分な治療数にならないでしょう。実際、鹿児島県指宿市にあるメディポリス国際陽子線治療センターは、米国などの保険会社が給付の対象施設として認める国際認証のJCIというものを2013年に取得しています。未だ世界でも炭素イオン線と陽子線の区別がついていないことは多いですし、炭素イオン線による手術との置き換えが一般化するまでの間なら、放射線抵抗性の腫瘍でなく、かつ照射費用が気にならない人を獲得して、採算を合わせることは不可能でないかもしれません。そして、その外国人獲得のノウハウは、炭素イオン線施設がさらに増えて、日本人患者以外も治療する余裕が出来た際には、外貨獲得の有力な武器となることでしょう。

第6章

可能性は医療だけに限らない

20年後にベストの電源と判明

最後に、重粒子線治療で日本を世界のトップに押し上げたＨＩＭＡＣの土台には、日本を起源とする知られざる偉大な発見が隠れており、厚労省や医療界の内輪の論理でドブに捨ててしまったら二度と同じようなものを日本は得られないかもしれない、ことが分かる話をご紹介します。

皆さんは、「ヒッグス粒子」のことを覚えているでしょうか？「神の粒子」とも呼ばれ、「発見」された時にはマスコミでも大きな話題になりました。２０１３年のノーベル物理学賞が、その発見に対して与えられています。物理学の標準理論で、この宇宙の中に質量を与えているとされている素粒子ですが、標準理論で存在が予言された素粒子の中で最後まで見つからずにいました。

発見されてみると、それまで見つからなかった理由はシンプルで、観測できるだけの能力を持った施設が存在しなかっただけのことでした。能力とは、加速器の性能のことです。粒子をどこまで速くできるか、加速した粒子同士をどれだけ高い頻度で衝突させられるか、がカギでした。

「発見」の舞台となったのは、スイスとフランスの国境地帯にある国際機関ＣＥＲＮ（欧州原子核研究機構）の全長27㎞の巨大シンクロトロン「ＬＨＣ」でした。現在、世界で最も性能の高いシンクロトロンと見なされています。

それだけ巨大なものになってくると、ＨＩＭＡＣのシンクロトロンについても説明したように、電源のノイズが低くなければ高い性能は得られません。

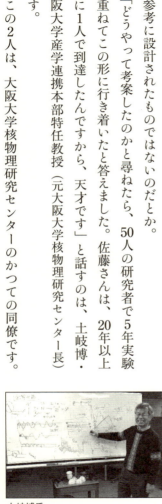

勘の良い方は既にお気づきでしょう。ＬＨＣの電磁石電源の回路は、佐藤健次・放医研元医用重粒子線研究部第2室長（大阪大学名誉教授）が手で計算して、嫌がるメーカーに無理やり造らせた、あの「対称3線方式」なのです。ただし、ＨＩＭＡＣを参考に設計されたものではないのだとか。

「どうやって考案したのかと尋ねたら、50人の研究者で5年実験を重ねてこの形に行き着いたと答えました。佐藤さんは、20年以上前に1人で到達したんですから、天才です」と話すのは、土岐博・大阪大学産学連携本部特任教授（元大阪大学核物理研究センター長）です。

この2人は、大阪大学核物理研究センターのかつての同僚です。

土岐博氏

土岐氏は佐藤氏からの依頼で対称3線方式の物理学的根拠を検討し、予測不能だった電磁ノイズを方程式で扱える新しい理論（土岐・佐藤理論）を樹立（※）、2009年に2人の共著として論文発表しました。この論文は2011年に日本物理学会論文賞を受賞しています。

※電磁気学の分野ですべての基礎に置かれている「マクスウェル方程式」から近似なしの演繹を行い、複数の導線を電流が流れるのと、その一部がアンテナから発信されるように電磁波として放射される現象を同時に記述できるようにした。

日本最大の加速器にも

土岐氏がCERNへ行ってLHCの電源について尋ねたのには伏線がありました。

2009年の論文で発表した理論自体は、前年に完成していたそうです。そして丁度その時、高エネルギー加速器研究機構（KEK）が茨城県東海村に建設した日本最大のシンクロトロン「J-PARC」メインリングが、起動してもすぐ運転が止まってしまうというトラブルに見舞われていました。電磁石電源のノイズの周波数とビームの周波数が揃ってしまい共振を起こしていると考えられました。

余談ながら、KEKは、HIMAC建設の中心メンバーたちが推進していた「ニューマトロン」計画の息の根を止めた高エネルギー物理学研究所（高エ研）を前身としています。

話を戻すと、トラブルを知った土岐氏と佐藤氏は出かけて行って理論を説明、小林仁・KEK東海キャンパス所長の決断で電磁石電源240台の回路をすべて対称に改造したところ、それだけで運転できるようになったのです。

ただ、運転できるようになったとはいえ、建設がほとんど終わってしまってからの改修だったため、対称化が不十分で必要なノイズフィルターを付けられませんでした。いまだにノイズはHIMACより1ケタ大きく、これからさらに全面的な対称3線化への改造が予定されています。

CERNのLHCも2008年の運転開始後間もなくヘリウム漏れ事故を起こして止まっていました。そこで、同じようなことが起きたのではないかと考えた土岐氏と小林氏の2人で出かけて行って、理論を説明したのです。その時、CERN側のメンバーからは「お前の数学はサッパリ分からなかったけれど、お前の言うことは非常によく分かる」と言われたそうです。そして見せてもらった電源が「完璧な対称3線」でした。

対称3線とは何か

さて、「対称3線」って何？　というのが気になっていることでしょう。

それまで導線は2本というのが当たり前だった回路の中央に線を追加してノイズフィルターを付ける、追加した3本目の線から見ると元の2本が完全に対称となっている、というものです（**左頁図参照**）。

この回路にすると何が起こるのでしょうか。

それまでも、導線を流れる本来の電流の凸凹という（ノーマルモード）ノイズ以外に、いったん環境（アースなど）へ出て行き周囲に影響を与えた上で導線へ戻って来る（コモンモード）ノイズがあることは知られていました。ただ、コモンモードノイズが、なぜ、どのように、発生するのか分かっておらず、フィルターを付けることもできませんでした。土岐・佐藤理論は、コモンモードノイズに加えて電磁波の放射ノイズが必然的に発生するものであることを明らかにしました。そして、コモンモードノイズ用のフィルターを付けるためには、電流を環境へ逃がさないための3本目の線が必要だということも分かったのです。3本目の線が他の2本と対称でないとノーマルモードノイズとコモンモードノイズが合体して制御不能に

3線回路

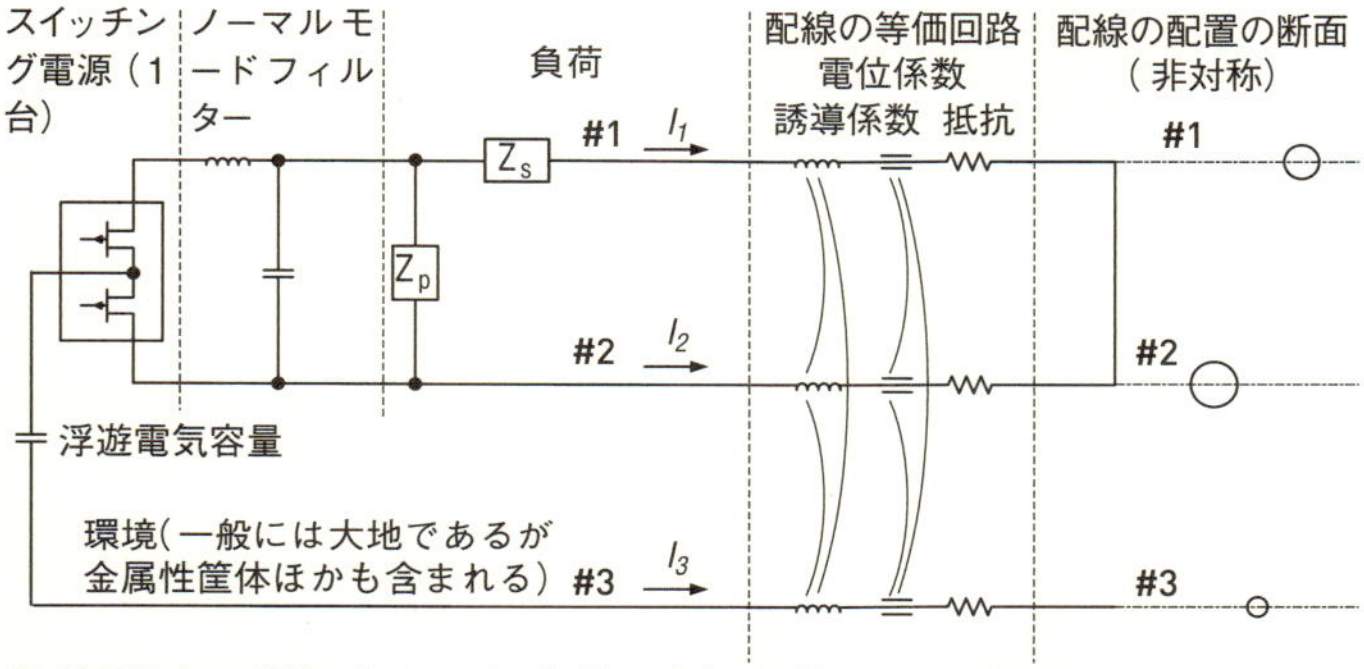

「2 線回路」に環境が加わった「3 線回路」。配線は上から順に #1，#2，#3。配線の等価回路の電位係数は新しい回路記号であり，詳細は本文を参照のこと。また，左端の 1 台のスイッチング電源の回路図はあまり見掛けないものであるが，電源は環境と浮遊電気容量でつながり，スイッチングするたびにコモンモードノイズの発生源となることを示す，筆者が考案した特殊な回路記号である。ただし，交流系統を省略している。

対称3線回路

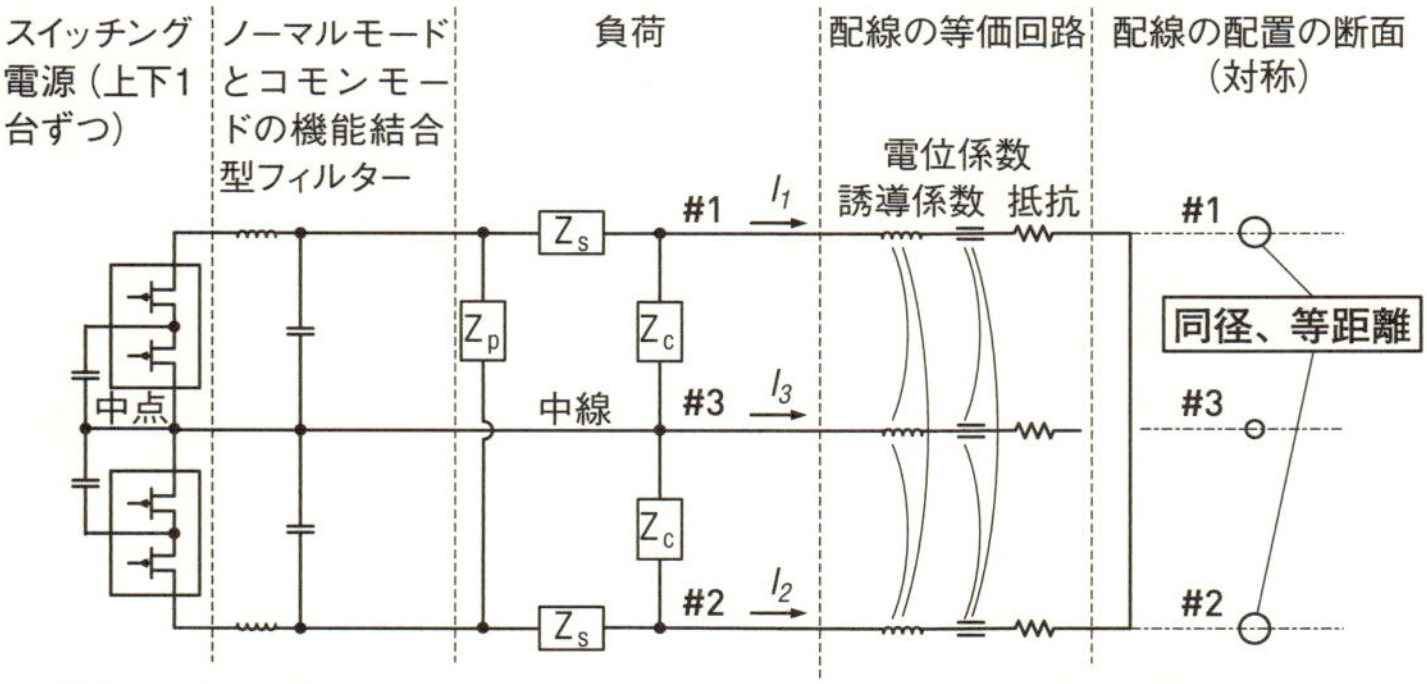

「対称 3 線回路」。配線は上から順に #1，#3，#2。中線は実際に配線するので，環境は無視できる。電源，フィルター，負荷，配線の全ての配置が，配線 #3 に対して，対称化されている。なお，フィルターには，機能分離型フィルターも可能である。

出典：『科学』（岩波書店）2015 年 3 月号

なること、対称3線だと回路で電磁波の放射・受信が起きにくいことも式から導かれました。

つまり、「対称3線」はノイズを低くするための単なる改良ではなく、理論上ベストの方式だったのです。米国が研究を打ち切ったため大多数の人間から期待されていなかった重粒子線で、驚くような成果が出た原因の一つは、HIMACのビームの質が良く、故障しなかったからです。その電源に、誰も知らないままベストの方式が選択されていたということ、これを幸運と呼ばずして、何を幸運と呼べばよいのでしょうか。

ただし、この「対称3線」は、佐藤氏が全くゼロから考案したのではないそうです。「CERNのPS（陽子シンクロトロン）の報告書の中にファンデルメール（※1）が描いた回路図があり、そこでは大地が1本の配線として扱われていて、大地に対して部品が対称に配置されていました。その回路は実際には製作されなかったようですが、紙と鉛筆で計算してみたら、ノイズの発生を抑えるのに良さそうでした。後にTARN2で実験した時に、環境から反射してくるノイズの存在に気づいて、3本目の線を入れてインピーダンスを整合（※2）させたら、それは防げるなと確信を深めたわけです」だそうです。

また土岐氏は、「マニアの人たちの話では、アナログオーディオのHIFIセットでは、ノイズを低くするため線を3本にして対称にパーツを配置するのが当たり前だったそうですね。でも、あくまでも経験として知られていただけで、根拠づける理論がなかったから、ノウハウが広がらなかったのでしょう」と言います。

※1 CERN創設の当初から加速器開発に従事し、1984年にノーベル物理学賞を受賞した学者。
※2 ノイズフィルターを付けることとほぼ同じ。

ノイズが悪さをする

さて、世界最先端を行くCERNのLHCにも採用されたことで、加速器の電源が対称3線方式に統一されていくことは間違いないと考えられます。ただ、だからといって皆さんの生活に何か変化が起きるとは思わないはずです。

というのも、加速器は通常、この世界の成り立ちを宇宙創生期に近づいて理解するための実験に用いるものです。「知」を深めるのには貢献したとしても、生活には、まず関係ありません。

ところが、土岐・佐藤理論が登場したことによって、対称3線方式は、ノイズが問題になっているあらゆる領域に応用可能と分かりました。

難しい話になるので詳しくは説明しませんが、現代社会は、交流を直流へ効率良く変換しようとして、大量の高周波ノイズを発生させており、その対策が急務になっています。対称3線方式は、皆さんの生活を激変させる可能性を秘めているのです。

「加速器業界から、ここまで一般社会に貢献できる成果が出てくるなんて夢にも思いませんでした」と土岐氏は言います。

加速器では、施設が巨大なため、粒子がリングを1秒間に何周するかという周波数と電源ノイズの周波数が揃って共振してしまい、ノイズを小さくしないとマトモに運転できません。一方で一般的な電子回路では、ノイズによって共振するようなことはないので、佐藤氏のようにノイズ対策をとことん突き詰める人は出なかったと考えられます。

ノイズによって共振以外に起こるのは、メイン電流の凸凹という装置の品質低下と、想定以上の電流が導線を流れたり想定外の部位に電流が流れたり（アタックと呼びます）した結果の装置故障です。

どちらも、防げたなら、私たちの生活に多くの福音をもたらします。

例えば、後者であるアタックの可能性が疑われる事例として、佐藤氏と土岐氏は共に、電力使用量がそれまでの航空機より格段に大きくなった一方で、就航当初に熱暴走によるバッテリー発火が相次いでいたボーイング787を挙げました。

バッテリーがなぜ熱暴走したのか、その原因は未だ解明されていません。ただボーイング787で使われる電力量約1メガワットは加速器に匹敵し、そして対称3線方式でない加速器で、アタックにより部品が焼け焦げてしまう現象は珍しくないそうです。

土岐・佐藤理論によって、対称3線でない回路では、コモンモードノイズや放射ノイズが「環境」へ流れ込むと分かっています。地上の施設ならば「環境」は「アース」とその先の地面や金属ですが、航空機の場合は機体です。ボーイング787には通常の2線式回路が使われている可能性が高く、HIMACの100倍以上のノイズが発生して機体を流れ、機体を経由してバッテリーへと流れ込んだ電流もあったと考えられます。

電気ストーブでご存じのように、抵抗のある導線を電流が流れると発熱します。発熱が一様ならばそれほど問題にならないのですが、ノイズは不均一です。一部だけを劣化させる可能性があります。ここまでは可能性の話です。

ひとたびバッテリー内部の抵抗が一様でなくなると、相対的に抵抗の低い部分を他より大きな電流が流れるようになり、それがまた内部の不均一さを増幅し、という悪循環が起きて、最終的には一部だけに大電流が流れるようになって発火に至ります。これは熱暴走のメカニズムとして広く受け入れられている考え方です。

もし、このメカニズムでバッテリー発火が起きたのだとすれば、問題の本質はバッテリーの弱さにあるのではなく、ノイズが機体を流れることの方にあります。その対策を講じず、バッテリーだけ強化した場合、今度は相対的に弱くなる他の電子機器へ影響が出てくる可能性もあります。それが機体を制御するコンピュータだったりしたら大変です。実際、2015年3月1日に福岡空港で全日空のボーイング787がブレーキを制御するコンピュータに不具合が出て、立ち往生しています。

「頼んでも回路を見せてもらえないので推測でしかありませんし、立場をわきまえず出過ぎたマネをする気もありませんけれど、ボーイングや航空会社の人たちには、バッテリーだけに罪を負わせるのでなく、ノイズのアタックの可能性を念頭に置いて対策を取ってほしいと願っています」と土岐氏は言います。

土岐氏によれば、同じような使用電力量のディーゼル気動車、使用電力量は1ケタ小さいながら発電機を積んでいて交流から直流への変換でノイズが発生しやすいハイブリッドカーでも、同様の問題が起きる可能性はあるそうです。JR北海道で相次いでいる車両の不具合も再検証してみる必要があるのかもしれません。

省エネ効果も

ノイズを低く抑えられるようになると、その効果は、不可解な故障が減るだけに留まりません。

本来の信号だろうがノイズだろうが、導線を電流が流れれば発熱します。暖房器具以外で熱が発生するのは電気の無駄遣いです。それを冷やすためファンを回したりするなら、そこにも電気が使われます。

ノイズが低くなれば、不要な発熱と、その冷却のため使われる電力を削減できるようになります。

またノイズが低くなれば、メインの電流の質が上がります。これは電子デバイスの場合は信号の解像度が高くなるということです(**概念図**)。信号の電圧を低くしても、読み取り間違えがなくなりますので、直接的な消費電力削減に結びつきます。

図：信号とノイズの関係

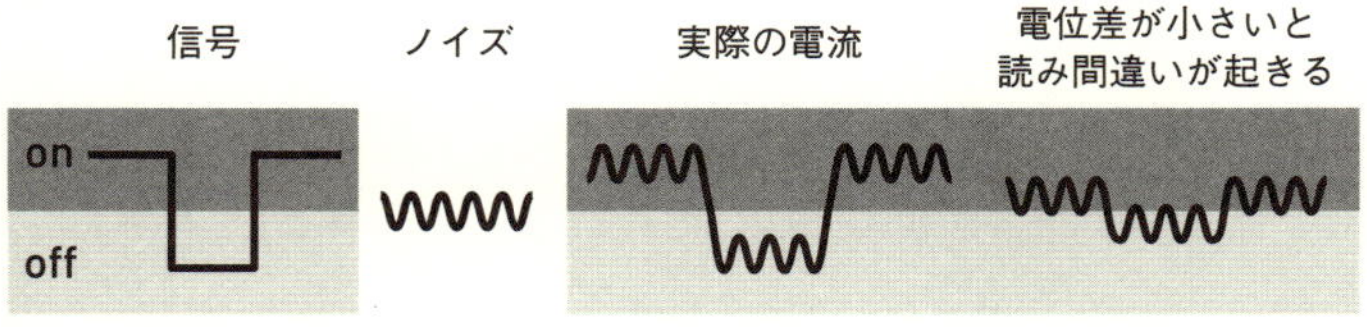

さらに、対称3線回路は外部の電磁波の影響も受けづらいことが、式から分かっています。例えば、回路の設計を変更することで医療機器類の電磁波シールドを簡略化できるかもしれません。そうなれば、その製品は安価になることでしょう。

ここまで良いことづくしだと、すぐ世の中すべての回路を対称3線に変えろと言いたくなると思います。

ただし現段階では、そこまで簡単なことでもないようです。

佐藤氏の対称3線方式は、3本目の線に対して電源も対称に2個置くことになっています。この場合、既存の施設や装置をそのように改造するのは容易なことではなく、建て替えや新商品開発の時に新しく導入するしかありません。電源を1個しか使わないような場合は実現不可能です。

ただ土岐氏は「マクスウェル方程式からの帰結として1電源でも対称3線は実現できるはず。そうなれば、既存施設や装置の改修で実現できることになり、その波及効果は計り知れないので、実験で証明したい」と話します。一方で佐藤氏は、この見解に否定的です。

ノイズが温暖化の主犯？

佐藤氏は、土岐・佐藤理論に基づいて、もっと驚くべき説も打ち立てています。地球温暖化の主犯が、温暖化ガスではなく、2線回路だと地面を流れることになるコモンモードノイズでないか、というのです。

あまりにも奇想天外で私には真偽の判定がつかず、下手に噛み砕き過ぎると間違える可能性があるため、以下もらったメールの文面を抜粋転記します。

「コモンモードノイズは大地を流れているので、大地が発熱し、地中の水が気化して、大気中の水蒸気となり、地球温暖化が起こると言うものです。これまでの考えでは、二酸化炭素は自然現象として発生するし、また、人類の活動によっても発生するので、話が混乱していました。これに対して、二酸化炭素と無関係な、人類の活動によって発生する水や水蒸気にすると、首尾一貫した話になります。

（鬼頭昭雄著『異常気象と地球温暖化』岩波新書に書いてある）「（世界の年平均気温は）一九一〇年ごろから四〇年代半ばにかけて上昇した後、七〇年代まで上昇せず、下降傾向にある期間もありました。八〇年代から上昇に転じましたが、最近の一五年間は上昇が鈍っています」という記述に登場した年号は、コモンモードノイズと関係します。１９１３年（第1次世界大戦の直前）のことですが、アメリカ西海岸のロサンゼルスに向けて、世界最初の長距離高圧送電線・ビッグクリーク線の運用が始まりました。１９８０年代の初めについては、第1次オイルショックの後、省エネルギーのために開発されたインバータのような省電力技術が、第2次オイルショックの直後の１９８０年ごろ、実用化され普及した後、温暖化が急激に起こりました。スイッチング素子として、それまでのサイリスタに加えて、GTO・IGBT・パワーMOSFETが開発されたところ、その高調波ノイズが蔓延しました。そのノイズが大地を発熱させると言うことです。40年代半ばから80年代初めまでは上昇しないどころか下降気味でした。２０００年から２０１４年までは上昇が鈍っていますが、これらは、自然起源の寒冷化と人為起源による水と水蒸気による気温上昇が重なったためです。」

佐藤氏は、二酸化炭素などの温暖化ガスが主犯という割には、その大気中の濃度変化と平均気温の変化が相関していないことを指摘します。そして、近似的に計算を行ったところ、送電の際に大地を流れることになるノイズのエネルギーが増やす大気中の水蒸気で、温暖化が説明できるそうです。

繰り返しますが、私には真偽の判定がつきません。ただ、もしも、これが本当なら、遠隔地からの交流送電をやめて消費地での直流発電を進めることによって、地球温暖化は止められることになります。私たちの将来に明るい光が差すかもしれません。

そんな奇想天外な説が出てくるほど画期的な土岐・佐藤理論は、なぜＨＩＭＡＣの電源ノイズが低いのかを理論的に確かめようとして発見されました。ＨＩＭＡＣの登場まで、高エネルギー加速器は安定稼働しないのが当たり前と考えられていて、本当に医療に使っても大丈夫なのか、と多くの医師たちから疑いの眼差しを向けられていました。もしＨＩＭＡＣが、理論的根拠のない技術は一切使用しないということで開発されていたならば、ノイズは高いままでしたから故障も相次ぎ、重粒子線なんてやっぱり使い物にならないんだという結論になって、人類は、このがんと闘う武器を手に入れていなかったかもしれないのです。

ここまで運に恵まれた技術を粗末に扱ったら、きっと日本は幸運の女神に見放される、そんな気がしています。

［附録］重粒子線（炭素イオン線）治療を受ける流れ

1 施設への紹介を受ける

重粒子線治療を受けられるのは、「がん」であることが確定していて、原則として、その部位については過去に放射線照射を受けたことのない人です。

受けたいという方は、どこかの医療機関で「がん」という診断を受けているはずですので、まずは主治医に「重粒子線治療を受けたいので、紹介状を書いていただけますか」と頼んでみてください。紹介してもらう先は本書16頁の表にある5カ所のうち、最も通いやすい所で構わないでしょう。ただし、放医研にしか治療できない種類や部位があります。また、群馬大学病院や神奈川県立がんセンターには他の診療科もあるので、集学的治療が想定される場合には、そのことを頭の片隅に置いておいた方がよいかもしれません。

もしも主治医が施設へ直接紹介するのを渋る場合には、重粒子線治療が本当に最適なのか検討して、最適と考えられる場合は施設への仲介をしてくれる「粒子線がん相談クリニック」(03・3236・0556)という所が、東京・紀尾井町のホテルニューオータニ1階にあるので、そこへの紹介を頼んでください。

2 診察・検査

各施設で診察を受け、治療できるかどうかを確定させます。追加の検査が必要になる場合もあります。

3 治療準備(1~2週間)

治療する場所が治療中に動かないようするため、個人専用の固定具を作成します。必要に応じて、体位を変えながら複数の固定具を作成することもあります。

治療計画を作成するため、固定具を着けた状態でCTやMRIなどの検査を行います。

施設の担当者が、治療に必要となる専用の器具(補償フィルタやコリメータなど)を作成し、さらに治療計画と器具の検証を行います。

4　治療（1日～5週間）

治療は1日1回、週3～5回、合計1～40回程度受けます。期間にすると、最短1日、最長5週間、平均3週間で終了します。

1回の治療時間は、位置決めなども含めて15～30分程度、照射時間そのものは1～3分程度です。

がんの状態や医師の判断、施設の方針にもよりますが、通院で治療できることも珍しくありません。

5　経過観察

治療後の病変の変化や副作用の状態を確認するために、治療後も定期的に通院します。施設によっては、紹介元となるかかりつけ医療機関で経過観察となる場合もあります。

（参考：重粒子線治療ガイド　http://www.hirt-japan.info/flow/）

おわりに

気づいたら手のひらにホクロが出来ていた。この書籍の原稿整理を終わった2015年10月中旬、ふと手を見たら、親指の付け根に直径1ミリほどの点が黒々とあった。まさか悪性黒色腫？

漫画『巨人の星』で主人公・星飛雄馬の恋人の命をあっという間に奪っていったという設定になっているほど、進行が早くX線も効かない難治の癌だ。いや、最近まで難治の癌だった、と過去形で書くべきかもしれない。

今や、局所に留まっていれば重粒子線で確実に治せるし、全身に転移してしまった後でも何割かの人にはPD1抗体という種類の薬が劇的に効くと分かってきた。どちらも大変高額の治療だが、PD1抗体の方には健康保険が使えるようになっている。

ホクロを発見した翌日、急いで経験豊富な皮膚科専門医を受診、悪性ではないと言ってもらった。さすがにホっとした。と言っても、たとえ悪性でも治療できるとは思っていたので、心配していたのは治療費の算段の方だった。生命保険に先進医療特約を付けておけば良かったと思ったし、それより何より重粒子線治療に健康保険を使えるようになってほしい、と改めて強く思った。

さて、もし転移していて重粒子線が使えなかったら、その時には頼りにしようと思っていたPD1抗体は、1章でチラっと触れた免疫チェックポイント阻害剤の一つで、作用機序から言って悪性黒色腫に限らず様々ながんに効くと考えられ、実際に肺がんや腎細胞がんでも良い成績が出ている。こうした結果を見て、がん治療の常識が変わるかもしれない、と製薬業界は大騒ぎになっている。その画期的な成果につながるPD1を発見したのは、本庶佑・京都大学特任教授（のチーム）だ。

その本庶氏のエッセイに、以下のような文章がある。

――私が学生時代を過ごした1960年代は、ようやく分子生物学が花開こうとする時期であった。この頃、生物学ましてや医学は二流の学問と考えられており、およそ秀才と自負する人が一生を賭けるに値する学問とは思われていなかった。生物学とは単に複雑な現象を記載するものであり、すべての現象の本質は物理学の法則から導かれるものであるといういわゆる「物理学帝国主義」の最盛期であった。――（私の遺伝子観～柔軟な遺伝情報帝国）

本庶氏が京都大学医学部を卒業したのは1966年。一方、本書でくどいほど触れた対称

３線回路を考案した佐藤健次氏が大阪大学理学部物理学科を卒業したのは１９６５年。６年制と4年制の違いを考慮すると、学生時代が完全に重なっている。

医学の存在感が圧倒的な現代と違って、敗戦後間もなくの湯川秀樹氏に対するノーベル物理学賞授与に沸いた日本で、理系の優秀な学生が医学ではなく物理学を志向するというのはよくある話だった。結果として日本の物理学は世界をリードしてきた。実際、我が国のノーベル物理学賞受賞者は11人いる。医学・生理学賞は３人に過ぎない。

重粒子線治療は物理学と医学の融合だ。医学で世界を圧倒的にリードする米国を出し抜いた形になっている背景に、この物理学の底力があったことは、ぜひ覚えておいていただきたい。幸運ではあったが、マグレではなかった。そのことを多くの人に分かっていただけたら、学生時代は理学部地球物理学科に在籍させてもらいながら、全く不真面目で物理学を通じて社会に貢献することができなかった筆者自身の罪も少しだけ軽くなるかもしれない。

さて、本文中にもチラっと書いたように、私は大学卒業後、朝日新聞の記者を11年半していた。媒体2つの創刊に携わらせてもらうなど今にして思えば優遇されていたと思うが、若気の至りで辞めてしまった。会社を創ってはみたものの暇で仕方なかった時、学生時代に所属していた剣道部で東京大学の1学年先輩だった医師から声をかけられ、深く考えもせず『ロハス・メディカル』という基幹病院配置の患者向け無料月刊誌を創刊した。２００５年9月の創刊だから、もう丸10年になる。首都圏で大学病院など基幹病院を受診したことがある方には比較的名が知れている一方、首都圏以外の方や、首都圏でも基幹病院を受診したことがない方には「何それ？」だろう。患者が医療を上手に使えるようサポートする雑誌だ。健康食品の広告を入れないなど極めて禁欲的に作っており、懐事情は常に厳しいけれど、読者からは比較的信用されていると思う。

創刊当初は、マスコミの偏った情報のせいで患者と医療従事者の間がギスギスした、だから正しい情報を伝えてほしい、という先輩医師の言に従い、医療の基本的な情報を発信して両者の情報ギャップを埋めることに務めた。しかし、門前の小僧を何年も続けていると、現実はもっと複雑だということが、さすがに分かってくる。ギスギスする原因はマスコミだけにあるのではなく、患者や公益より身内の論理を優先し、しかもそのことに無自覚で長い物に巻かれがちな医療界自身にも間違いなくある。医療界自ら覚醒しない限り、部外者の私にできることはタカが知れている。

そんなこんなで、何も成し遂げないまま気づけば医療の周縁に10年以上いて、何でこんな報われない業界に首を突っ込んじゃったのかな、もっと自分の適性に合った分野もあったはずなのに、と自問自答する日々だ。ただ、この重粒子線の話を書くことだけは適性に合っていたと感じている。それくらい、隠れた「秘話」をゴロゴロと掘り起こした自負がある。と偉そうに書いたが、白状すると2年前まで重粒子線治療に全く興味はなかった。陽子線治療との区別もついていなかったくらいだ。

せめてあと3年早く興味を持っていたら、もっとずっと深い話を書けただろうに、と無念でならない。というのも、HIMACの絶対的なキーパーソンである梅垣洋一郎医師と平尾泰男・元放医研所長の2人から話を聴くことができなかったからだ。

2013年の夏、がん研究会の土屋了介理事（当時、現在は神奈川県立病院機構理事長）から「対がん10カ年戦略開始から30年になる。各省庁がそれぞれ何百億円も使ってきたけれど、投資に見合う成果を上げたのは放医研のHIMACだけだった。当時は私たちも随分厳しいことを言ったもので、でも今考えると放医研は良い仕事をした。一度総括したらどうかね。梅垣洋一郎先生という凄い先生がいてね……」と電話をもらったのが、すべての始まりだった。土屋理事には、『ロハス・メディカル』創刊以来、ずっとご指導いただいていた。梅垣医師は、その2年前に他界した、とのことだった。

「私の名前を出していいから。この人たちに連絡すると大体のことが分かるよ」と何人かの取材候補を教えてもらった。一応理学部を出ているんだし何とかなるだろう、と二つ返事で引き受け、軽い気持ちでアポ取りを始めた。平尾氏にも、人を通じて取材を申し込んだが、「もう歳で、人と会わないことにしている」と断られた。2011年までは講演したりしていたようなので、やはり2年遅かった。

それ以外の人には順調にアポが取れ、3人と会ったところで、安請け合いしたことを激しく後悔した。何を言っているのか、話の内容がサッパリ理解できなかった。今にして思えば、取材を申し込む時に「梅垣」という知る人ぞ知る名を出したことによって、それなりに基礎知識がある人間と思われたのだろう。理解できるようになってから録音を聴き返すと、皆さんかなり深く面白い話をしてくれていた。しかし、理解できないことを文章になど書けるはずがない。放射線のことを基礎から勉強し直した。原稿を書き始めるまで半年かかった。

ようやく人様に読ませる文章を書けるようになった時、私の眼には、最初に想像していたのと全く違うものが映っていた。

炭素イオン線の可能性は見え始めたばかりで、医療の常識を変え得るし、今現在でも世界を席巻できるのに細々としか使っていないなんて、なんと勿体ないことをしているのかと思った。そして、勿体ないことになっているのは、放射線医療の関係者が、炭素イオン線と陽子線の違いを、きちんと世の中に説明してこなかったからだ、と思った。実際、取材を始めるまで私自身も陽子線と区別がついていなかったし、周囲の普通の医師も区別がついていないと感じる。

ただ、もう少し調べてみると、本書でも述べたように、炭素イオン線の良さを言いづらい雰囲気が医療界にあったり、意図的に混同させようとした勢力もいたりということが分かってきた。梅垣・平尾の両氏は一貫して炭素イオン線と陽子線の違いを世の中に対して情報発信しようとしていたこと、その2人がいなくなってしまったら、世の中に情報が伝わらなくなる一方だということにも気づいた。

私が書籍を出版したところで、延々と続いてきた炭素イオン線に対する過小評価の流れが変わるとも思えないが、日本の宝が捨てられそうなのを黙って見ていたら多分一生後悔する。私たちにここまでのものを残してくれた梅垣・平尾の両氏に（そもそも会ったことはないけれど）顔向けできない。厚労省や医療界の主流派の逆鱗に触れて医療界から叩き出されることになっても本望だ、と覚悟を決め、本書を世に問うことにした。

手遅れでなかったことを祈りたい。

『ロハス・メディカル』への連載中に放射線に関する基礎知識の原稿をチェックしてくださった東京女子医科大学教授の唐澤久美子先生、とかく複雑になりがちな図表類を分かりやすく作り素敵な装丁もしてくださった細山田デザイン事務所の米倉英弘さん、無難な話へ逃げ込みそうになった時に議論して背中を押してくださった弊社顧問の黒川文雄さん、作業が止まりそうになるとプレッシャーをかけて進めてくださった大和出版の柾木大祐さん、他にもお名前は挙げませんが、多くの方に助けていただいて、本書を世に送り出すことができました。

感謝しています。本当にありがとうございました。

【参考文献】

『異常気象と地球温暖化――未来に何が待っているか』
鬼頭昭雄著、岩波書店 2015 年

『がんに克つ驚異の HIMAC』
森田皓三編著、ミオシン出版 1996 年

『がん重粒子線治療がよくわかる本』
辻井博彦・遠藤真広著、コモンズ 2004 年

『がんは治る！時代が来た』
菱川良夫著、PHP 研究所 2010 年

『ガン回廊の朝』
柳田邦男著、講談社 1979 年

『ガン回廊の炎』
柳田邦男著、講談社 1989 年

『医療最前線で活躍する物理』
遠藤真広著、裳華房 2001 年

『放射線のやさしい知識』
飯田博美・安齋育郎著、オーム社 1979 年

『知っていますか？　医療と放射線』
高橋千太郎・辻井博彦・米倉義晴著、丸善 2007 年

『ガンと戦った昭和史』
塚本哲也著、文藝春秋 1986 年

※ 商業出版書籍以外は引用箇所で都度表記しました。

【著者略歴】

川口 恭（かわぐち・やすし）

1993年、京都大学理学部地球物理学科卒業、（株）朝日新聞社入社。記者として津、岐阜、東京、福岡で勤務した後、2001年若者向け週刊新聞『seven』創刊に参加、02年土曜版『be』創刊に参加。04年末に退社独立し（株）ロハスメディアを設立、代表取締役。一般社団法人保険者サポーター機構理事、横浜市立大学医学部非常勤講師、神奈川県予防接種研究会委員。

がん重《じゅう》粒《りゅう》子《し》線《せん》治《ち》療《りょう》のナゾ
身近になる新標準治療

2015年11月30日　初版発行

著者……川口 恭
発行……株式会社ロハスメディア
発売……株式会社大和出版
東京都文京区音羽1-26-11　〒112-0013
電話　営業部03-5978-8121／編集部03-5978-8131
http://www.daiwashuppan.com
印刷製本所……株式会社テンプリント
装幀者……米倉英弘（細山田デザイン事務所）

本書の無断転載、複製（コピー、スキャン、デジタル化等）、翻訳を禁じます
乱丁・落丁のものはお取替えいたします
定価はカバーに表示してあります
©2015　Yasushi Kawaguchi　Printed in Japan
ISBN978-4-8047-6260-9

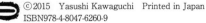